必要な量が効果的にとれる!

たんぱく質
早わかり

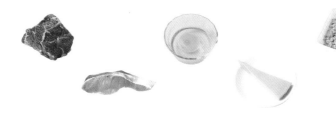

目次

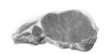

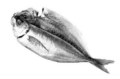

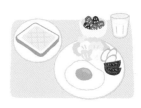

あなたに必要なたんぱく質はどのくらい？

1日に必要なたんぱく質量は、「日本人の食事摂取基準」で、およその目安がわかります。
より自分の体重に合わせた量を知りたい場合は、右の計算式で算出してみましょう。

1日に必要な目安量をみてみよう

　一般的に、1日のたんぱく質の必要量は、「日本人の食事摂取基準（2020年版）」で示されている、不足をきたさないための推奨量（男性18〜64歳で65g、65歳以上60g、女性50g）が示されていることが多いようです。

　しかし近年の研究結果から、フレイル予防のためには、推奨量よりも多くのたんぱく質量が必要であると考えられるようになってきました。そこで本書では、生活習慣の発症や重症化予防のための「たんぱく質の目標量」の摂取を目指すこととしました。

　下記の「身体活動レベル別に見たたんぱく質の目標量」の表から自分の性別、年齢、身体活動レベルに当てはまるところを見てみましょう。

身体活動レベル別に見たたんぱく質の目標量 (g/日)

男性 年齢	参照体重(kg)	身体活動レベル 低い(Ⅰ)	ふつう(Ⅱ)	高い(Ⅲ)
18〜29歳	64.5	75〜115	86〜133	99〜153
30〜49歳	68.1	75〜115	88〜135	99〜153
50〜64歳	68.0	77〜110	91〜130	103〜148
65〜74歳	65.0	77〜103	90〜120	103〜138
75歳以上	59.6	68〜90	79〜105	—

女性 年齢	参照体重(kg)	身体活動レベル 低い(Ⅰ)	ふつう(Ⅱ)	高い(Ⅲ)
18〜29歳	50.3	57〜88	65〜100	75〜115
30〜49歳	53.0	57〜88	67〜103	76〜118
50〜64歳	53.8	58〜83	68〜98	79〜113
65〜74歳	52.1	58〜78	69〜93	79〜105
75歳以上	48.8	53〜70	62〜83	—

身体活動レベルの目安

●低い（Ⅰ）
生活の大部分が座位で、静的な活動が中心の場合

●ふつう（Ⅱ）
座位中心の仕事だが、職場内での移動や立位での作業・接客等、通勤・買い物での歩行、家事、軽いスポーツ、のいずれかを含む場合

●高い（Ⅲ）
移動や立位の多い仕事への従事者、あるいは、スポーツ等余暇における活発な運動習慣を持っている場合

＊上記は非妊婦、非授乳婦を対象としている。
＊疾患の管理のために、たんぱく質摂取量の制限などがある場合は、そちらを優先する。

出典：厚生労働省「日本人の食事摂取基準（2020年版）」

より正確に知るには計算してみよう

左のたんぱく質の目標量は、年齢ごとの参照体重に対する量を示したものです。
表の参照体重と自分の体重が大きく違う場合は、下記の計算式で計算してみましょう。

*腎機能の低下などで、たんぱく質量の制限が必要な人は主治医の先生の指示に従ってください。

計算方法　体重に合わせた1日に必要なたんぱく質量を求める計算式

体重		係数 ⓐ		1日に必要なたんぱく質量
kg	×		=	g

係数ⓐは、[基礎代謝基準値×身体活動レベル[※1]×たんぱく質エネルギー比の目標量[※2]÷4 (kcal/g)]の計算式
で求めています。 下記の表から自分に当てはまるものを選びましょう。

係数ⓐは性別・年齢・身体活動レベルによって、 選んでください。

年齢	身体活動レベル	男性の係数	女性の係数
18〜29歳	低い(Ⅰ)	1.33	1.24
	ふつう(Ⅱ)	1.56	1.45
	高い(Ⅲ)	1.78	1.66
30〜49歳	低い(Ⅰ)	1.27	1.23
	ふつう(Ⅱ)	1.48	1.44
	高い(Ⅲ)	1.69	1.64
50〜64歳	低い(Ⅰ)	1.23	1.16
	ふつう(Ⅱ)	1.43	1.36
	高い(Ⅲ)	1.64	1.55

年齢	身体活動レベル	男性の係数	女性の係数
65〜74歳	低い(Ⅰ)	1.17	1.13
	ふつう(Ⅱ)	1.38	1.32
	高い(Ⅲ)	1.58	1.51
75歳以上	低い(Ⅰ)	1.13	1.09
	ふつう(Ⅱ)	1.33	1.28
	高い(Ⅲ)	—	—

※1 身体活動レベルは「年齢階級別に見た身体活動レベルの群分け(男女共通)」より、18〜64歳は低い(Ⅰ)は1.5、ふつう(Ⅱ)は1.75、高い(Ⅲ)は2.0、65〜74歳は低い(Ⅰ)は1.45、ふつう(Ⅱ)は1.70、高い(Ⅲ)は1.95、74歳以上は低い(Ⅰ)は1.40、ふつう(Ⅱ)は1.65で計算。
※2 目標量は13〜20%(65歳以上は15〜20%)のところ、今回は15%を使用。

計算例

❶ 女性・65歳・身体活動レベル(Ⅰ)・体重53kgの場合　　1日に必要なたんぱく質量

体重	53	kg	×	ⓐ	1.13	=	約	60	g

❷ 男性・58歳・身体活動レベル(Ⅱ)・体重68kgの場合　　1日に必要なたんぱく質量

体重	75	kg	×	ⓐ	1.43	=	約	107	g

たんぱく質は
食事からどうやってとるの？

たんぱく質は食事からとるのが基本です。たんぱく質は、主菜の材料となる肉や魚、卵、
大豆・大豆製品と、乳・乳製品に豊富。さまざまな種類の食品からとるのがおすすめです。
また、穀物のごはん、パン、めんにも含まれるので主食も欠かさずとりましょう。

1日にたんぱく質を60gとる場合

65歳女性、体重53kg、身体活動レベル（Ⅰ）の人の場合、1日に必要なたんぱく質
の量は約60gになります。実際に食品でとるとどのくらいか見てみましょう。

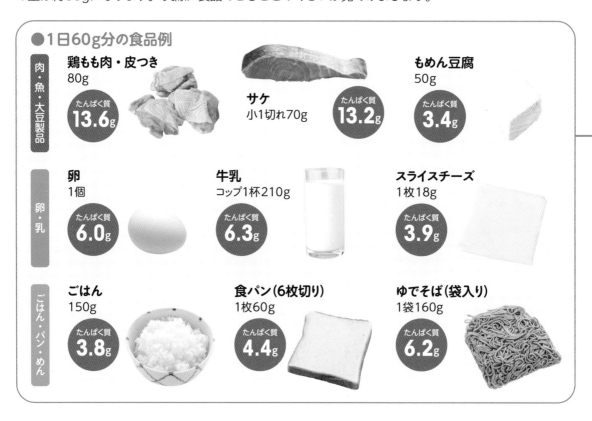

● 1日60g分の食品例

肉・魚・大豆製品

鶏もも肉・皮つき
80g
たんぱく質 **13.6**g

サケ
小1切れ70g
たんぱく質 **13.2**g

もめん豆腐
50g
たんぱく質 **3.4**g

卵・乳

卵
1個
たんぱく質 **6.0**g

牛乳
コップ1杯210g
たんぱく質 **6.3**g

スライスチーズ
1枚18g
たんぱく質 **3.9**g

ごはん・パン・めん

ごはん
150g
たんぱく質 **3.8**g

食パン（6枚切り）
1枚60g
たんぱく質 **4.4**g

ゆでそば（袋入り）
1袋160g
たんぱく質 **6.2**g

朝・昼・夕に分けてとろう

1日分のたんぱく質の充分な量がわかったら、次に3食にまんべんなくとることを心がけます。たんぱく質を食べた後に筋肉のたんぱく質を作ることができる最大量には、制限があるので、一度に多くのたんぱく質をとっても、それ以上は筋肉を作ることには使えないからです。

*このページでは、手軽にたんぱく質量を把握するために、たんぱく質のおもな摂取源の食品（6ページ）のたんぱく質量に絞って算出しています。
　実際には野菜や調味料などにも微量のたんぱく質が含まれるため、1食あたり合計から数グラム程度増えます。

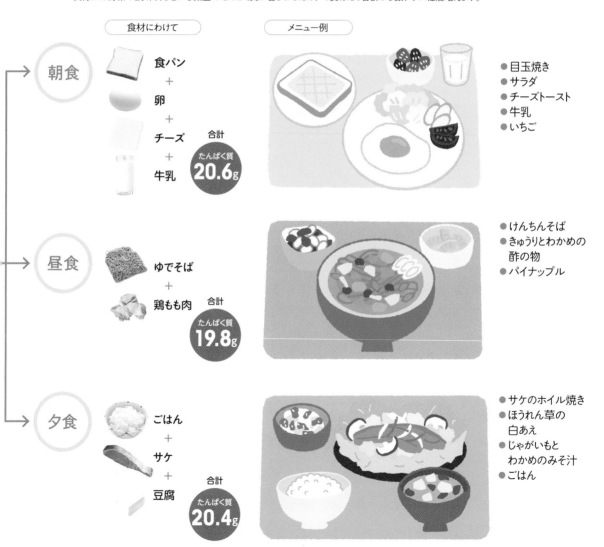

食材にわけて　　　メニュー例

朝食

食パン
＋
卵
＋
チーズ
＋
牛乳

合計
たんぱく質
20.6g

- 目玉焼き
- サラダ
- チーズトースト
- 牛乳
- いちご

昼食

ゆでそば
＋
鶏もも肉

合計
たんぱく質
19.8g

- けんちんそば
- きゅうりとわかめの酢の物
- パイナップル

夕食

ごはん
＋
サケ
＋
豆腐

合計
たんぱく質
20.4g

- サケのホイル焼き
- ほうれん草の白あえ
- じゃがいもとわかめのみそ汁
- ごはん

7

この本の使い方

　たんぱく質は筋肉や内臓など体を構成する主成分となり、生命維持の機能にも関わる大事な栄養素。

　毎日バランスよく食べていれば、不足する心配はありませんが、食欲が落ちて少食であったり、主食に偏っていたり、忙しくて欠食があったりすると、足りていないおそれがあります。特にシニアのたんぱく質不足は、フレイル（124ページ）の原因にもなります。また、スポーツをする人もたんぱく質を適切にとることで、筋肉を作る効果がより発揮されます。

　本書で、自分に必要なたんぱく質量や、食品のたんぱく質量を手軽に知り、日々の健康づくりにお役立てください。

食品のたんぱく質がひと目でわかる ▶ 13〜90ページ

日ごろよく食べる食品の中で、たんぱく質摂取源となるものを中心に約430点選び、写真とともに紹介します。

多い→少ない順に並べています

同じカテゴリーの中で、重量がほぼ同じものや、1尾、1個あたりなどで比較しやすいものについて、たんぱく質量が多い順に並べました。たんぱく質がより多い食品を選びたいときなどに役立ちます。

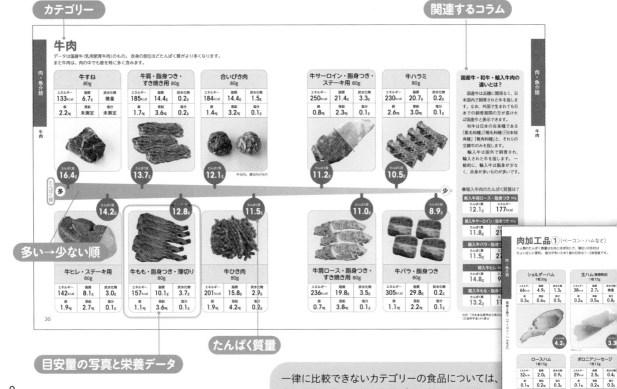

カテゴリー

関連するコラム

多い→少ない順

目安量の写真と栄養データ

たんぱく質量

一律に比較できないカテゴリーの食品については、多い順ではなく、似た食品ごとに並べています

たんぱく質補助食品がわかる
▶ 91〜96ページ

　現在市販されている、たんぱく質を補給しやすいさまざまな食品30品の、たんぱく質やおもな栄養素をまとめました。データは、各メーカーに協力を依頼し、提供された栄養データ（2023年5月現在のもの）を掲載しています。リニューアル等でパッケージや内容が変わる場合があります。

ザバス MILK PROTEIN のむヨーグルト
脂肪0 甘さひかえめ 1本200g

エネルギー	脂質	炭水化物
140kcal	0g	20.2g
食物繊維	カルシウム	塩分
0〜1.2g	368mg	0.4g

明治

たんぱく質 15.0g

総菜・外食のたんぱく質がわかる
▶ 97〜112ページ

　スーパーやコンビニ、外食などで人気のメニュー約100点のたんぱく質や主要な栄養データを紹介。データの作成にあたっては、『食品成分表』を基に、一般的な総菜や外食を参考にして材料表から栄養価を算出しました。店によって内容は変わりますので、傾向を知る手がかりとしてください。

酢豚
155g

エネルギー	脂質	炭水化物
370kcal	24.1g	21.1g
鉄	ビタミンB₁	塩分
0.7mg	0.64mg	1.4g

たんぱく質 15.8g

たんぱく質のとり方がわかる ▶ 4〜7、113〜129ページ

　「自分に必要なたんぱく質量」を知り、そのために、「なにをどれだけとればよいか」、そして、「3食でどのようにとればよいか」がわかります。特に気をつけたい「不足しがちな朝食＆昼食」や、「シニア」への無理なくできるアドバイスも充実。手軽に増やせる「ちょい足し食材」も参考にしてください。

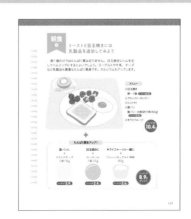

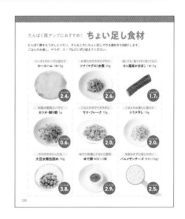

データの見方

食品・惣菜・外食 ▶ 13〜105ページ

① アジ
② 1尾160g（正味72g）

エネルギー	脂質	炭水化物
④ 81kcal	**2.5g** ⑤	**2.4g** ⑥
n-3系脂肪酸	ビタミンD	塩分
0.76g	**6.4μg**	**0.2g** ⑦

⑧

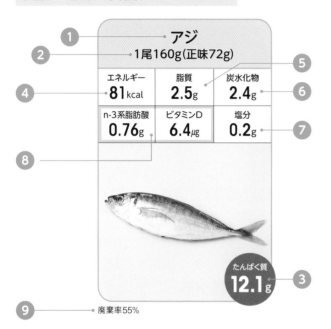

たんぱく質 12.1g ③

⑨ 廃棄率55%

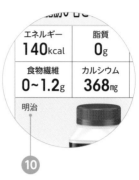

エネルギー	脂質
140kcal	**0g**
食物繊維	カルシウム
0〜1.2g	**368mg**

明治 **⑩**

データについて

○データ作成にあたっては、文部科学省科学技術・学術審議会資源調査分科会報告『日本食品標準成分表2020年版（八訂）』（以下『食品成分表』）に記載のあるものはその資料から、ないものについてはそのほかの資料や撮影で使用した食品のパッケージ記載データ、さらにはそれに近いと考えられるデータを参考にして算出してあります。

○メーカー名を記載した市販食品（91〜96ページ）は、各メーカーに協力を依頼し、提供された栄養データ（2023年5月現在のもの）を掲載しています。リニューアル等でパッケージや内容が変わる場合があります。

○いずれの食品も産地や季節、あるいはメーカーによって栄養データは多少異なる場合があります。掲載データは傾向をつかむための参考値としてご利用ください。

定食メニュー ▶ 110〜112ページ

定食全体の栄養データ

① 麻婆豆腐定食

エネルギー	脂質	炭水化物	食物繊維	カルシウム	塩分
555kcal	**15.2g**	**77.1g**	**6.3g**	**196mg**	**6.0g**
④	⑤	⑥	⑧		⑦

たんぱく質 21.8g ③

料理ごとの栄養データ

① 麻婆豆腐 290g ②

たんぱく質	エネルギー	塩分
16.9g	**230kcal**	**1.8g** ④

わかめスープ 205g

たんぱく質	エネルギー	塩分
0.5g	**9kcal**	**1.4g** ⑦

ザーサイ 20g

たんぱく質	エネルギー	塩分
0.4g	**4kcal**	**2.7g**

ごはん 200g

たんぱく質	エネルギー	塩分
4.0g	**312kcal**	**0g**

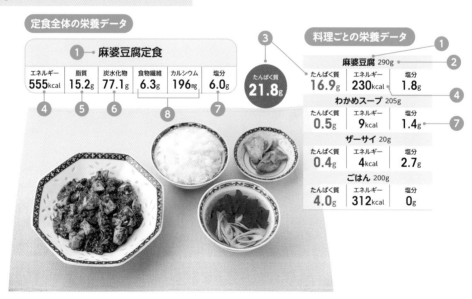

❶ 食品名または商品名、料理名

食品名や料理名は一般的と思われる名称を採用しました。メーカーからデータ提供のあった市販食品（92〜96ページ）は、その商品名を記載してあります。

❷ 重量、概量

一部の食品を除き、写真で紹介した量で、たんぱく質など栄養データの基準量です。食品によっては大きさや量の目安をつけやすいように、概量を併記してあります。一尾魚のように骨や内臓など廃棄部分を含んだ写真の場合には、廃棄部分を除いた正味重量も記しました。メーカーの商品の場合は、おもに1食分や1回分の重量や概量です。

❸ たんぱく質

筋肉や血液などを作る栄養素です。魚介や肉、卵、豆・豆製品、牛乳・乳製品がおもな供給源です。データは『食品成分表』の「アミノ酸組成によるたんぱく質」（掲載がないものは「たんぱく質」）より算出しています。

❹ エネルギー

生命、体温の維持、体を動かすことなどに欠かすことのできないものです。

❺ 脂質

1ｇ＝9kcal とエネルギーが高い栄養素です。油脂類をはじめ、種実類、クリーム類、肉、魚介がおもな供給源です。データは『食品成分表』の「脂肪酸のトリアシルグリセロール当量」（掲載がないものは「脂質」）より算出しています。

❻ 炭水化物

エネルギー源として速やかに利用できる栄養素です。ごはんやパン、めん、菓子、果物、芋類、砂糖に多く含まれます。ここでは『食品成分表』の「利用可能炭水化物」を「炭水化物」としています。いわゆる「糖質」のことで食物繊維は含まない値です。

一方、「たんぱく質補助食品」（92〜96ページ）のメーカー提供データは、食物繊維を含む「炭水化物」の値です。

❼ 塩分（食塩相当量）

製造時に添加される食塩由来の塩分と、食品そのものに含まれているナトリウムなどに由来する食塩相当量を合わせた数値。「食塩相当量（ｇ）＝ナトリウム量（mg）× 2.54 ÷ 1000」として算出できます。本書では『食品成分表』の「食塩相当量」より算出しています。

❽ 注目の栄養素

食品によって、多く含まれている栄養素が異なるため、注目したい栄養素の数値を記載しています。

❾ 欄外備考

一部の食品について、重量や栄養データの詳細、廃棄率※など、あると便利なデータを記載しました。
※廃棄率
魚介や卵、野菜などを実際に調理するさいに除く部分、骨や内臓、殻、皮などの重量比率（％）のことです。

❿ メーカー名

メーカーから栄養データの提供があった食品については、メーカー名を記載しています。

【参考資料】
『日本食品標準成分表2020年版（八訂）』（文部科学省）
『日本人の食事摂取基準（2020年版）』（厚生労働省）
『調理のためのベーシックデータ　第6版』（女子栄養大学出版部）
月刊『栄養と料理』（女子栄養大学出版部）

数値の表記法

数値の表示桁は『食品成分表』にならって、表示桁に満たないものは四捨五入して記載しました。ただし、一部の食品において、メーカーから提供された表示桁で記載したものもあります。なお、「0」「微量」「未測定」の表記は、右記の基準によります。

0	まったく含まれていないか、『食品成分表』の表示基準の最小記載量の1/10に満たなかったもの。
微量	『食品成分表』の表示基準の最小記載量の1/10以上は含まれているが、5/10未満であるもの。
未測定	参考となる資料がなく、含まれているかどうかわからないか、データの算出ができなかったもの。

端数処理による誤差

データ算出のさい、表示桁に満たないものは四捨五入を行なうため、計算を重ねると多少の誤差が生じる場合もあります。料理と献立の栄養データ間の差異はその理由によります。

計量カップと計量スプーン

食材や調味料を計るのに便利な、計量カップと計量スプーン。
調味料を計量する習慣をつけると、生活習慣病予防に役立ちます。

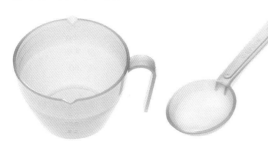

1カップ
=
200mL

大さじ1
=
15mL

小さじ1
=
5mL

ミニスプーン
=
1mL

すり切り用へら
表面をたいらにしたり、½や⅓などに計り分けるときに使います。

＊上記の計量カップ、スプーンは女子栄養大学代理部・サムシング（TEL03-3949-9371）でとり扱っています。

正しい計量の仕方

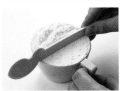

小麦粉、砂糖などの粉類
かたまりがあればつぶし、軽くすくって平らにならし、へらを垂直より多少傾け、すり切る。底をたたいたり、押し込んだりしないこと。

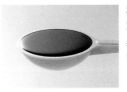

植物油、しょうゆなどの液状のもの
表面張力で液体が盛り上がるくらいにして計る。

ごはん・パン・めん・シリアル

おもにエネルギー源となる、炭水化物中心の食品ですが、たんぱく質も含まれます。主食として一日に食べる量も多いため、貴重なたんぱく質源になります。

ごはん

ごはん1杯（150g）のたんぱく質は、精製の度合いにもよりますが、約4g。
自分の茶わんのごはんの分量を計ってみましょう。

赤飯
150g

エネルギー	脂質	炭水化物
279kcal	0.8g	61.7g

食物繊維	ビタミンB1	塩分
2.4g	0.08mg	0g

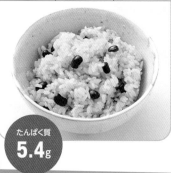

たんぱく質
5.4g

胚芽精米ごはん
150g

エネルギー	脂質	炭水化物
245kcal	1.4g	51.6g

食物繊維	ビタミンB1	塩分
0.9g	0.16mg	0g

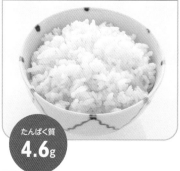

たんぱく質
4.6g

雑穀入りごはん
150g

エネルギー	脂質	炭水化物
247kcal	0.8g	53.4g

食物繊維	ビタミンB1	塩分
1.0g	0.09mg	0g

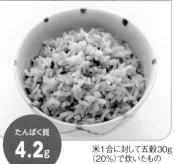

たんぱく質
4.2g

米1合に対して五穀30g
（20%）で炊いたもの

たんぱく質
多

たんぱく質
4.8g

たんぱく質
4.4g

たんぱく質
3.9g

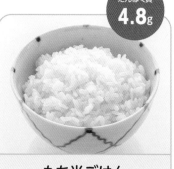

もち米ごはん
150g

エネルギー	脂質	炭水化物
286kcal	0.8g	64.5g

食物繊維	ビタミンB1	塩分
0.4g	0.10mg	0g

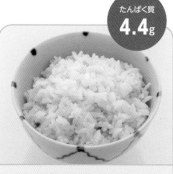

きび入りごはん
150g

エネルギー	脂質	炭水化物
248kcal	0.8g	53.9g

食物繊維	ビタミンB1	塩分
0.5g	0.09mg	0g

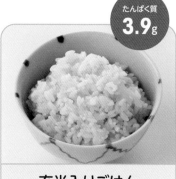

玄米入りごはん
150g

エネルギー	脂質	炭水化物
245kcal	0.8g	53.5g

食物繊維	ビタミンB1	塩分
0.7g	0.10mg	0g

米1合に対してきび30g（20%）で炊いたもの　　米1合に対して玄米30g（20%）で炊いたもの

ごはん（精白米）
150g

エネルギー	脂質	炭水化物
244kcal	0.6g	54.0g

食物繊維	ビタミンB₁	塩分
0.4g	0.06mg	0g

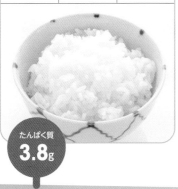

たんぱく質
3.8g

麦入りごはん（押し麦）
150g

エネルギー	脂質	炭水化物
230kcal	0.6g	50.1g

食物繊維	ビタミンB₁	塩分
1.7g	0.06mg	0g

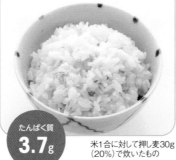

たんぱく質
3.7g

米1合に対して押し麦30g（20％）で炊いたもの

たんぱく質
3.8g

たんぱく質
2.1g

少

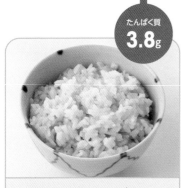

発芽玄米入りごはん
150g

エネルギー	脂質	炭水化物
244kcal	0.8g	53.3g

食物繊維	ビタミンB₁	塩分
0.7g	0.09mg	0g

米1合に対して発芽玄米30g（20％）で炊いたもの

全がゆ（精白米）
200g

エネルギー	脂質	炭水化物
137kcal	0.3g	30.2g

食物繊維	ビタミンB₁	塩分
0.2g	0.03mg	0g

ごはんの重量でたんぱく質量はどのくらい違う？

ごはん（精白米）

重量	たんぱく質
100g	2.5g
120g	3.0g
150g	3.8g
200g	5.0g

全がゆ（精白米）

重量	たんぱく質
100g	1.1g
120g	1.3g
150g	1.6g
200g	2.1g

玄米入りごはん

重量	たんぱく質
100g	2.6g
120g	3.1g
150g	3.9g
200g	5.2g

米1合に対して玄米30g（20％）で炊いたもの

赤飯

重量	たんぱく質
100g	3.6g
120g	4.3g
150g	5.4g
200g	7.2g

出所：『日本食品標準成分表2020年版（八訂）』（文部科学省）から算出

おにぎり

おにぎりのごはんの分量は茶わん1杯より少なめ。肉・魚・大豆・卵など
主菜となる具のほうが、漬物などの具よりもたんぱく質は多くなります。

おにぎり・紅ザケ
1個110g

エネルギー	脂質	炭水化物
174kcal	0.5g	36.5g
食物繊維	ビタミンB₁	塩分
1.9g	0.05mg	1.4g

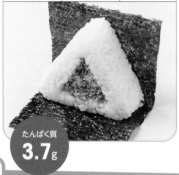

たんぱく質
3.7g

おにぎり・とり五目
1個105g

エネルギー	脂質	炭水化物
143kcal	0.9g	28.2g
食物繊維	ビタミンB₁	塩分
2.0g	0.04mg	1.6g

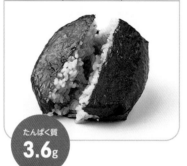

たんぱく質
3.6g

おにぎり・明太子
1個110g

エネルギー	脂質	炭水化物
173kcal	0.3g	37.1g
食物繊維	ビタミンB₁	塩分
2.0g	0.04mg	1.2g

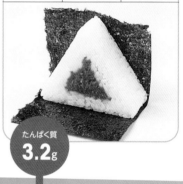

たんぱく質
3.2g

たんぱく質
多

たんぱく質
3.7g

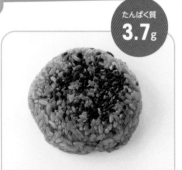

おにぎり・赤飯
1個105g

エネルギー	脂質	炭水化物
193kcal	0.5g	42.7g
食物繊維	ビタミンB₁	塩分
1.7g	0.05mg	0.7g

たんぱく質
3.4g

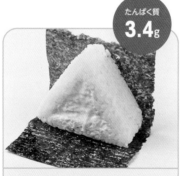

おにぎり・ツナマヨネーズ
1個115g

エネルギー	脂質	炭水化物
206kcal	4.4g	35.8g
食物繊維	ビタミンB₁	塩分
1.9g	0.03mg	1.1g

たんぱく質
2.5g

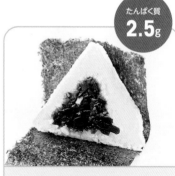

おにぎり・こんぶ
1個100g

エネルギー	脂質	炭水化物
159kcal	0.3g	34.3g
食物繊維	ビタミンB₁	塩分
2.1g	0.03mg	1.4g

おにぎり・わかめ
1個110g

エネルギー	脂質	炭水化物
162kcal	0.2g	35.7g

食物繊維	ビタミンB₁	塩分
1.7g	0.02mg	1.6g

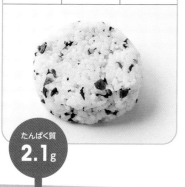

たんぱく質
2.1g

おにぎり・小
1個70g

エネルギー	脂質	炭水化物
109kcal	0.1g	24.2g

食物繊維	ビタミンB₁	塩分
1.1g	0.01mg	0g

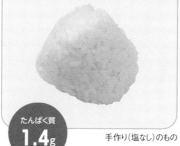

たんぱく質
1.4g

手作り（塩なし）のもの

たんぱく質
2.0g

少

たんぱく質
1.4g

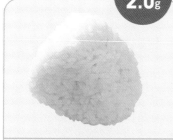

おにぎり
1個100g

エネルギー	脂質	炭水化物
156kcal	0.2g	34.6g

食物繊維	ビタミンB₁	塩分
1.5g	0.02mg	0g

手作り（塩なし）のもの

焼きおにぎり（冷凍）
1個50g

エネルギー	脂質	炭水化物
83kcal	0.2g	18.5g

食物繊維	ビタミンB₁	塩分
0.2g	0.02mg	0.5g

ごはんの冷凍食品の たんぱく質量

チャーハン、チキンライス、ピラフのたんぱく質量を見てみましょう。

冷凍五目チャーハン 200g

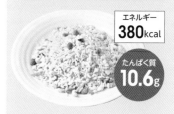

エネルギー
380kcal

たんぱく質
10.6g

冷凍チキンライス 200g

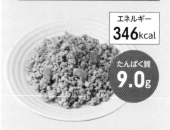

エネルギー
346kcal

たんぱく質
9.0g

冷凍ピラフ 200g

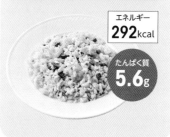

エネルギー
292kcal

たんぱく質
5.6g

出所：『日本食品標準成分表2020年版（八訂）』
（文部科学省）から算出

すし

巻きずしは魚介や卵、納豆などの具が多いほどたんぱく質が豊富。
いなりずしも油揚げからたんぱく質がとれます。にぎりずしは109ページに。

手巻きずし・マグロたたき
1本105g

エネルギー	脂質	炭水化物
185kcal	3.7g	31.4g
食物繊維	ビタミンB₁	塩分
1.6g	0.03mg	0.9g

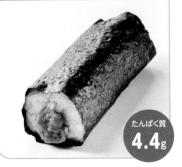

たんぱく質
4.4g

手巻きずし・ツナサラダ
1本120g

エネルギー	脂質	炭水化物
208kcal	6.4g	31.5g
食物繊維	ビタミンB₁	塩分
1.6g	0.03mg	1.2g

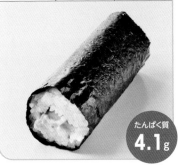

たんぱく質
4.1g

手巻きずし・納豆
1本100g

エネルギー	脂質	炭水化物
157kcal	1.2g	30.9g
食物繊維	ビタミンB₁	塩分
2.2g	0.04mg	0.9g

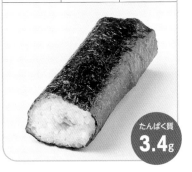

たんぱく質
3.4g

太巻き
2切れ80g

エネルギー	脂質	炭水化物
118kcal	0.9g	23.6g
食物繊維	ビタミンB₁	塩分
1.4g	0.02mg	0.8g

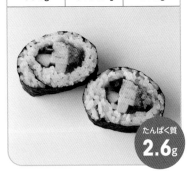

たんぱく質
2.6g

茶巾ずし
1個85g

エネルギー	脂質	炭水化物
131kcal	2.9g	20.4g
食物繊維	ビタミンB₁	塩分
1.0g	0.03mg	0.8g

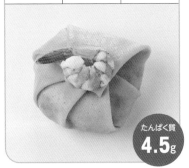

たんぱく質
4.5g

いなりずし
1パック3個入り(155g)

エネルギー	脂質	炭水化物
327kcal	12.7g	39.3g
食物繊維	ビタミンB₁	塩分
1.9g	0.07mg	1.9g

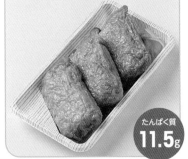

たんぱく質
11.5g

しょうが甘酢漬け3g含む

もち

もち2個でごはん1杯分ほどのたんぱく質です。具だくさんの雑煮にする、きなこなどと一緒に食べるといったくふうでたんぱく質量を増やせます。

きりたんぽ
1本75g

エネルギー	脂質	炭水化物
150kcal	0.3g	34.7g

食物繊維	ビタミンB₁	塩分
0.3g	0.02mg	0g

たんぱく質 2.1g

切りもち
1個50g

エネルギー	脂質	炭水化物
112kcal	0.3g	25.4g

食物繊維	ビタミンB₁	塩分
0.3g	0.02mg	0g

たんぱく質 1.8g

かきもち・ごま入り
1個40g

エネルギー	脂質	炭水化物
93kcal	0.7g	19.9g

食物繊維	ビタミンB₁	塩分
0.3g	0.02mg	0g

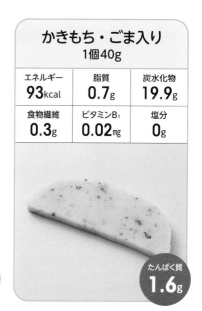

たんぱく質 1.6g

草もち
1個45g

エネルギー	脂質	炭水化物
97kcal	0.2g	21.9g

食物繊維	ビタミンB₁	塩分
0.4g	0.02mg	0g

たんぱく質 1.6g

丸もち
1個43g

エネルギー	脂質	炭水化物
96kcal	0.2g	21.8g

食物繊維	ビタミンB₁	塩分
0.2g	0.01mg	0g

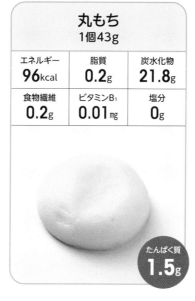

たんぱく質 1.5g

たんぱく質量をアップ！おもちの食べ方

きな粉やすりごまをまぶしたり、あんこや納豆などを添えたり、チーズやのりをのせたりして、たんぱく質をとりましょう。

※切りもち1個あたり。

食品名	重量	たんぱく質量
きな粉	大さじ1/2(3g)	1.0g
つぶしあん	大さじ1½(27g)	1.3g
すりごま	大さじ1/2(3g)	0.6g
糸引き納豆	1/2パック(20g)	2.9g
スライスチーズ	1/2枚(9g)	1.9g

出所:「日本食品標準成分表2020年版(八訂)」(文部科学省)から算出

食事パン

生地がつまったナンやベーグルはたんぱく質が多め。どちらもごはん
茶わん1杯分ほどのエネルギーでたんぱく質は約2倍あります。

ナン
1枚80g

エネルギー	脂質	炭水化物
206kcal	2.5g	37.5g

食物繊維	ビタミンB₁	塩分
1.6g	0.10mg	1.0g

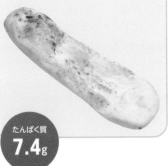

たんぱく質
7.4g

コッペパン
1個80g

エネルギー	脂質	炭水化物
207kcal	2.9g	38.8g

食物繊維	ビタミンB₁	塩分
1.6g	0.06mg	1.0g

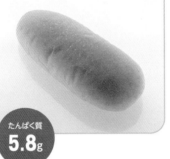

たんぱく質
5.8g

リッチ食パン（6枚切り）
1枚70g

エネルギー	脂質	炭水化物
179kcal	3.9g	29.9g

食物繊維	ビタミンB₁	塩分
1.2g	0.06mg	0.7g

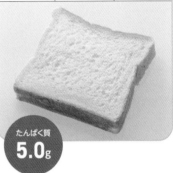

たんぱく質
5.0g

たんぱく質 多 →

たんぱく質
7.0g

たんぱく質
5.2g

たんぱく質
4.8g

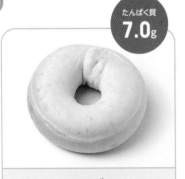

ベーグル
1個85g

エネルギー	脂質	炭水化物
230kcal	1.6g	45.6g

食物繊維	ビタミンB₁	塩分
2.1g	0.16mg	1.0g

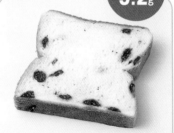

ぶどう食パン
1枚70g

エネルギー	脂質	炭水化物
184kcal	2.3g	34.9g

食物繊維	ビタミンB₁	塩分
1.5g	0.08mg	0.7g

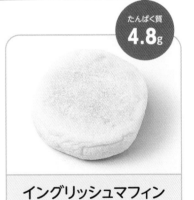

イングリッシュマフィン
1個65g

エネルギー	脂質	炭水化物
146kcal	2.1g	26.4g

食物繊維	ビタミンB₁	塩分
0.8g	0.10mg	0.8g

食パン（6枚切り）
1枚60g

エネルギー	脂質	炭水化物
149kcal	**2.2**g	**26.5**g

食物繊維	ビタミンB₁	塩分
2.5g	**0.04**mg	**0.7**g

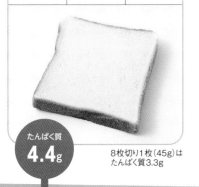

たんぱく質 **4.4**g

8枚切り1枚（45g）は
たんぱく質3.3g

ロールパン
1個30g

エネルギー	脂質	炭水化物
93kcal	**2.6**g	**14.6**g

食物繊維	ビタミンB₁	塩分
0.6g	**0.03**mg	**0.4**g

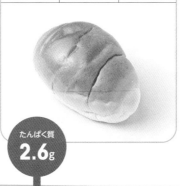

たんぱく質 **2.6**g

ライ麦パン
1.5cm厚さ1枚30g

エネルギー	脂質	炭水化物
76kcal	**0.6**g	**14.7**g

食物繊維	ビタミンB₁	塩分
1.7g	**0.05**mg	**0.4**g

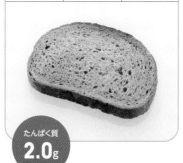

たんぱく質 **2.0**g

少

たんぱく質 **4.3**g

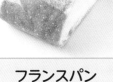

フランスパン
6cm幅1切れ50g

エネルギー	脂質	炭水化物
145kcal	**0.6**g	**29.1**g

食物繊維	ビタミンB₁	塩分
1.4g	**0.04**mg	**0.8**g

たんぱく質 **2.4**g

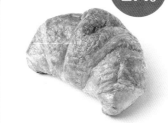

クロワッサン
1個40g

エネルギー	脂質	炭水化物
162kcal	**7.7**g	**20.5**g

食物繊維	ビタミンB₁	塩分
0.8g	**0.04**mg	**0.6**g

たんぱく質 **1.2**g

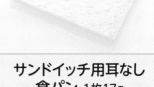

サンドイッチ用耳なし
食パン 1枚17g

エネルギー	脂質	炭水化物
38kcal	**0.6**g	**6.8**g

食物繊維	ビタミンB₁	塩分
0.6g	**0.01**mg	**0.2**g

レギュラータイプ

総菜パン

総菜パンは見た目が勝負。明らかに肉や魚、卵、大豆製品が入っていると
わかるものを選ぶとその分、たんぱく質をとりやすくなります。

チキンカツサンドイッチ
1パック200g

エネルギー	脂質	炭水化物
510kcal	23.6g	52.6g

食物繊維	ビタミンB1	塩分
4.3g	0.15mg	2.0g

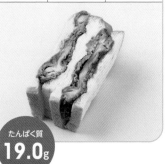

たんぱく質
19.0g

卵サンドイッチ
1パック130g

エネルギー	脂質	炭水化物
342kcal	21.3g	26.2g

食物繊維	ビタミンB1	塩分
2.3g	0.07mg	1.3g

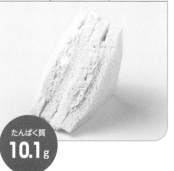

たんぱく質
10.1g

肉まん
1個90g

エネルギー	脂質	炭水化物
218kcal	4.2g	35.1g

食物繊維	ビタミンB1	塩分
2.9g	0.21mg	1.1g

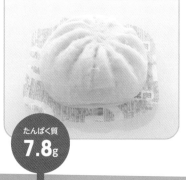

たんぱく質
7.8g

たんぱく質 多

たんぱく質
11.3g

たんぱく質
7.9g

たんぱく質
6.9g

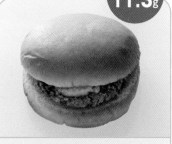

チーズバーガー
1個100g

エネルギー	脂質	炭水化物
251kcal	8.3g	32.7g

食物繊維	ビタミンB1	塩分
未測定	未測定	2.0g

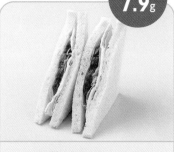

野菜サンドイッチ
1パック95g

エネルギー	脂質	炭水化物
217kcal	11.0g	20.4g

食物繊維	ビタミンB1	塩分
2.1g	0.05mg	1.2g

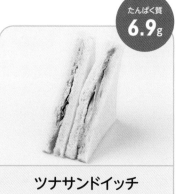

ツナサンドイッチ
1パック90g

エネルギー	脂質	炭水化物
246kcal	13.5g	23.3g

食物繊維	ビタミンB1	塩分
2.1g	0.04mg	1.0g

コロッケパン
1個135g

エネルギー	脂質	炭水化物
324kcal	14.3g	40.7g

食物繊維	ビタミンB₁	塩分
2.5g	0.12mg	2.1g

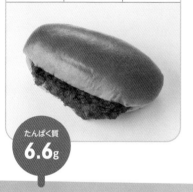

たんぱく質
6.6g

焼きそばパン
1個110g

エネルギー	脂質	炭水化物
245kcal	7.4g	37.7g

食物繊維	ビタミンB₁	塩分
2.6g	0.03mg	1.4g

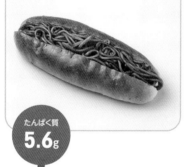

たんぱく質
5.6g

パックサンド(卵)
1パック55g

エネルギー	脂質	炭水化物
146kcal	7.8g	14.7g

食物繊維	ビタミンB₁	塩分
未測定	未測定	0.8g

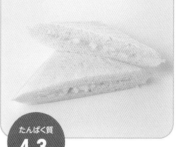

たんぱく質
4.3g

少

たんぱく質
6.0g

たんぱく質
5.0g

たんぱく質
4.0g

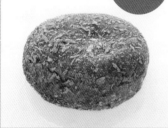

カレーパン
1個105g

エネルギー	脂質	炭水化物
317kcal	18.2g	31.0g

食物繊維	ビタミンB₁	塩分
1.7g	0.12mg	1.3g

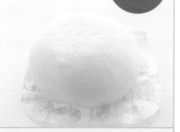

あんまん
1個90g

エネルギー	脂質	炭水化物
246kcal	4.8g	43.9g

食物繊維	ビタミンB₁	塩分
2.3g	0.07mg	0g

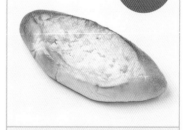

コーンマヨネーズパン
1個80g

エネルギー	脂質	炭水化物
221kcal	10.8g	26.9g

食物繊維	ビタミンB₁	塩分
未測定	未測定	0.8g

菓子パン

菓子パンはたんぱく質よりも、エネルギー、脂質、炭水化物の摂取が多くなりがちです。主食としてよりも間食や補食として選びましょう。

メロンパン
1個90g

エネルギー	脂質	炭水化物
314kcal	9.2g	50.6g

食物繊維	ビタミンB₁	塩分
1.5g	0.08mg	0.5g

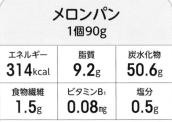

たんぱく質
6.0g

あんパン
1個80g

エネルギー	脂質	炭水化物
213kcal	2.8g	40.2g

食物繊維	ビタミンB₁	塩分
2.6g	0.05mg	0.2g

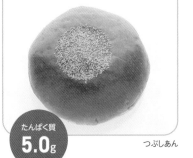

つぶしあん

たんぱく質
5.0g

パックサンド(ピーナッツ)
1パック50g

エネルギー	脂質	炭水化物
180kcal	7.8g	22.9g

食物繊維	ビタミンB₁	塩分
未測定	未測定	0.4g

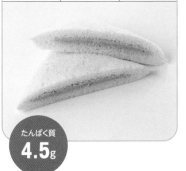

たんぱく質
4.5g

たんぱく質 多

たんぱく質
5.6g

たんぱく質
4.7g

たんぱく質
3.7g

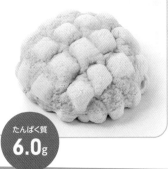

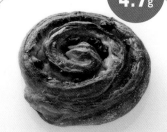

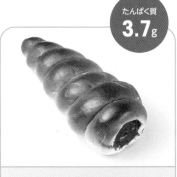

揚げパン
1個75g

エネルギー	脂質	炭水化物
277kcal	13.4g	32.9g

食物繊維	ビタミンB₁	塩分
1.4g	0.14mg	0.8g

パンオレザン
1個75g

エネルギー	脂質	炭水化物
277kcal	12.6g	27.3g

食物繊維	ビタミンB₁	塩分
未測定	未測定	0.6g

チョココロネ
1個75g

エネルギー	脂質	炭水化物
240kcal	11.0g	30.7g

食物繊維	ビタミンB₁	塩分
0.8g	0.06mg	0.3g

きな粉を含まない値

ジャムパン
1個80g

エネルギー	脂質	炭水化物
228kcal	3.0g	46.1g

食物繊維	ビタミンB₁	塩分
1.3g	0.06mg	0.2g

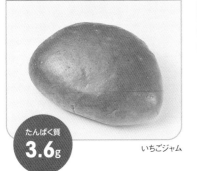

たんぱく質
3.6g

いちごジャム

ミニあんパン（薄皮タイプ）
1個45g

エネルギー	脂質	炭水化物
116kcal	1.5g	22.0g

食物繊維	ビタミンB₁	塩分
1.4g	0.02mg	0.1g

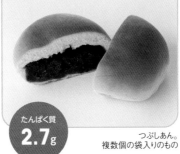

たんぱく質
2.7g

つぶしあん。
複数個の袋入りのもの

スティックパン
1本25g

エネルギー	脂質	炭水化物
95kcal	3.7g	13.6g

食物繊維	ビタミンB₁	塩分
未測定	未測定	0.1g

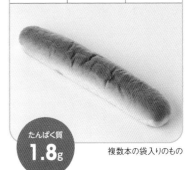

たんぱく質
1.8g

複数本の袋入りのもの

少

たんぱく質
2.9g

たんぱく質
2.1g

たんぱく質
1.8g

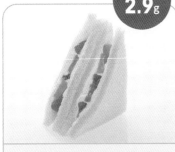

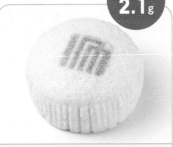

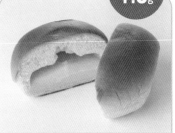

フルーツサンドイッチ
1パック110g

エネルギー	脂質	炭水化物
324kcal	23.5g	24.7g

食物繊維	ビタミンB₁	塩分
1.2g	0.04mg	0.4g

蒸しパン
1個40g

エネルギー	脂質	炭水化物
148kcal	6.9g	19.3g

食物繊維	ビタミンB₁	塩分
未測定	未測定	0.2g

ミニクリームパン
（薄皮タイプ）1個35g

エネルギー	脂質	炭水化物
76kcal	2.2g	12.2g

食物繊維	ビタミンB₁	塩分
0.2g	0.02mg	0.1g

複数個の袋入りのもの

めん

ゆでうどん1袋とごはん茶わん1杯のたんぱく質はほぼ同じ。おかずの
組み合わせにより、1食にとれるたんぱく質量が変わります。

スパゲティ・乾
100g

エネルギー	脂質	炭水化物
347kcal	1.5g	66.9g

食物繊維	ビタミンB₁	塩分
5.4g	0.19mg	0g

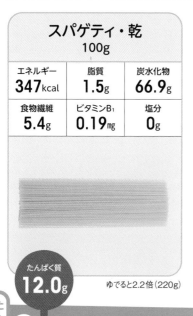

たんぱく質 **12.0g**

ゆでると2.2倍（220g）

即席中華めん・油揚げ
1袋100g

エネルギー	脂質	炭水化物
439kcal	18.6g	54.9g

食物繊維	ビタミンB₁	塩分
2.4g	0.55mg	5.6g

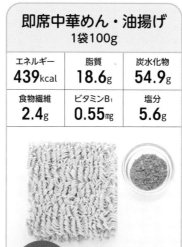

たんぱく質 **10.1g**

添付調味料を含んだ値

蒸し中華めん
1袋150g

エネルギー	脂質	炭水化物
243kcal	2.3g	45.9g

食物繊維	ビタミンB₁	塩分
4.7g	0mg	0.5g

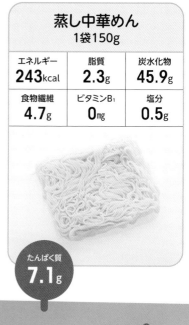

たんぱく質 **7.1g**

たんぱく質 多

たんぱく質 **11.7g**

たんぱく質 **8.3g**

たんぱく質 **6.4g**

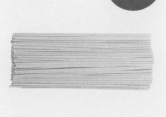

そば・乾
1束100g

エネルギー	脂質	炭水化物
344kcal	2.1g	65.9g

食物繊維	ビタミンB₁	塩分
3.7g	0.37mg	2.2g

ゆでると1.9倍（190g）

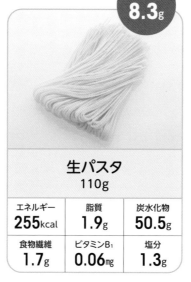

生パスタ
110g

エネルギー	脂質	炭水化物
255kcal	1.9g	50.5g

食物繊維	ビタミンB₁	塩分
1.7g	0.06mg	1.3g

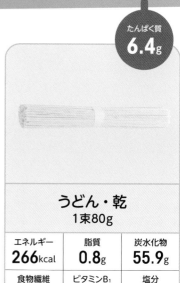

うどん・乾
1束80g

エネルギー	脂質	炭水化物
266kcal	0.8g	55.9g

食物繊維	ビタミンB₁	塩分
1.9g	0.06mg	3.4g

ゆでると2.4倍（192g）

ゆでそば（袋入り）
1袋160g

エネルギー	脂質	炭水化物
208kcal	1.4g	39.2g

食物繊維	ビタミンB₁	塩分
4.6g	0.08mg	0g

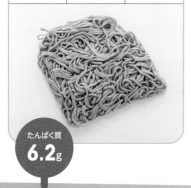

たんぱく質
6.2g

冷凍うどん
1袋200g

エネルギー	脂質	炭水化物
190kcal	0.6g	39.0g

食物繊維	ビタミンB₁	塩分
2.6g	0.04mg	0.6g

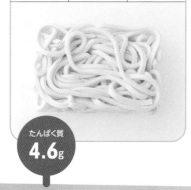

たんぱく質
4.6g

ゆでうどん（袋入り）
1袋180g

エネルギー	脂質	炭水化物
171kcal	0.5g	35.1g

食物繊維	ビタミンB₁	塩分
2.3g	0.04mg	0.5g

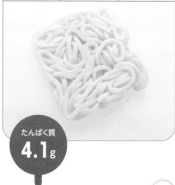

たんぱく質
4.1g

少

たんぱく質
5.5g

たんぱく質
4.4g

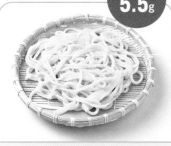

うどん・ゆで
1玉分240g

エネルギー	脂質	炭水化物
228kcal	0.7g	46.8g

食物繊維	ビタミンB₁	塩分
3.1g	0.05mg	0.7g

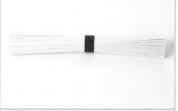

そうめん・乾
1束50g

エネルギー	脂質	炭水化物
167kcal	0.5g	35.5g

食物繊維	ビタミンB₁	塩分
1.3g	0.04mg	1.9g

ほかの小麦粉製品の たんぱく質量

ギョーザの皮 直径8〜9cm1枚10g

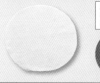

エネルギー
28kcal

たんぱく質
0.8g

シューマイの皮 8cm角1枚3g

エネルギー
8kcal

たんぱく質
0.2g

生うどんで133g（ゆでると1.8倍）

ゆでると2.7倍（135g）

出所：『日本食品標準成分表2020年版（八訂）』
（文部科学省）から算出

シリアル

牛乳※をかけて食べることで、たんぱく質がとりやすくなります。
脂質を控えたい方は低脂肪乳や無調整豆乳を選ぶとよいでしょう。

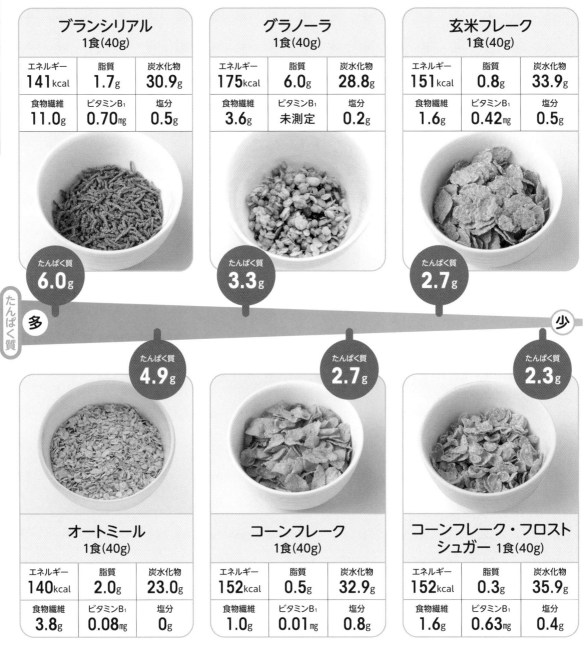

ブランシリアル
1食(40g)

エネルギー	脂質	炭水化物
141kcal	1.7g	30.9g

食物繊維	ビタミンB₁	塩分
11.0g	0.70mg	0.5g

たんぱく質 6.0g

グラノーラ
1食(40g)

エネルギー	脂質	炭水化物
175kcal	6.0g	28.8g

食物繊維	ビタミンB₁	塩分
3.6g	未測定	0.2g

たんぱく質 3.3g

玄米フレーク
1食(40g)

エネルギー	脂質	炭水化物
151kcal	0.8g	33.9g

食物繊維	ビタミンB₁	塩分
1.6g	0.42mg	0.5g

たんぱく質 2.7g

たんぱく質 多 ← → 少

たんぱく質 4.9g

たんぱく質 2.7g

たんぱく質 2.3g

オートミール
1食(40g)

エネルギー	脂質	炭水化物
140kcal	2.0g	23.0g

食物繊維	ビタミンB₁	塩分
3.8g	0.08mg	0g

コーンフレーク
1食(40g)

エネルギー	脂質	炭水化物
152kcal	0.5g	32.9g

食物繊維	ビタミンB₁	塩分
1.0g	0.01mg	0.8g

コーンフレーク・フロスト シュガー
1食(40g)

エネルギー	脂質	炭水化物
152kcal	0.3g	35.9g

食物繊維	ビタミンB₁	塩分
1.6g	0.63mg	0.4g

※普通牛乳のたんぱく質量は、200mL(210g)では6.3g、150mL(155g)では4.7gです。

肉・魚介類

良質なたんぱく質(123ページ)を豊富に含む、主菜となる食品です。
種類や部位により、たんぱく質や脂質の量が異なります。
加工品は手軽にとれますが、塩分が多いので、とりすぎに注意。

牛肉

データは国産牛（乳用肥育牛肉）のもの。赤身の部位ほどたんぱく質がより多くなります。
また牛肉は、肉の中でも鉄を特に多く含みます。

牛すね 80g

エネルギー	脂質	炭水化物
133kcal	6.7g	微量

鉄	亜鉛	塩分
2.2mg	未測定	未測定

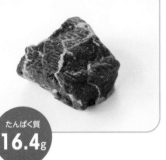

たんぱく質
16.4g

牛肩・脂身つき・すき焼き用 80g

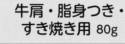

エネルギー	脂質	炭水化物
185kcal	14.4g	0.2g

鉄	亜鉛	塩分
1.7mg	3.6mg	0.2g

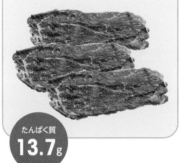

たんぱく質
13.7g

合いびき肉 80g

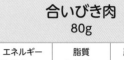

エネルギー	脂質	炭水化物
184kcal	14.4g	1.5g

鉄	亜鉛	塩分
1.4mg	3.2mg	0.1g

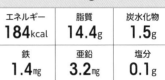

たんぱく質
12.1g

牛50%、豚50%のもの

たんぱく質 多

たんぱく質
14.2g

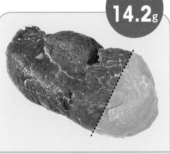

牛ヒレ・ステーキ用 80g

エネルギー	脂質	炭水化物
142kcal	8.1g	3.0g

鉄	亜鉛	塩分
1.9mg	2.7mg	0.1g

たんぱく質
12.8g

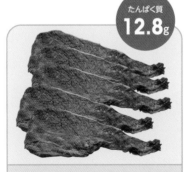

牛もも・脂身つき・薄切り 80g

エネルギー	脂質	炭水化物
157kcal	10.1g	3.7g

鉄	亜鉛	塩分
1.1mg	3.6mg	0.1g

たんぱく質
11.5g

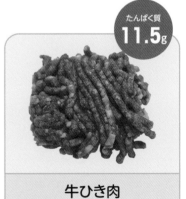

牛ひき肉 80g

エネルギー	脂質	炭水化物
201kcal	15.8g	2.9g

鉄	亜鉛	塩分
1.9mg	4.2mg	0.2g

牛サーロイン・脂身つき・ステーキ用 80g

エネルギー	脂質	炭水化物
250kcal	21.4g	3.3g

鉄	亜鉛	塩分
0.8mg	2.3mg	0.1g

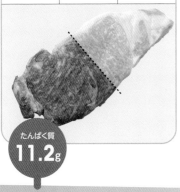

たんぱく質
11.2g

牛ハラミ 80g

エネルギー	脂質	炭水化物
230kcal	20.7g	0.2g

鉄	亜鉛	塩分
2.6mg	3.0mg	0.1g

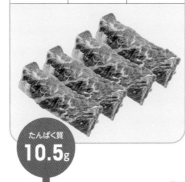

たんぱく質
10.5g

少

たんぱく質
11.0g

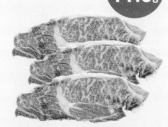

牛肩ロース・脂身つき・すき焼き用 80g

エネルギー	脂質	炭水化物
236kcal	19.8g	3.5g

鉄	亜鉛	塩分
0.7mg	3.8mg	0.1g

たんぱく質
8.9g

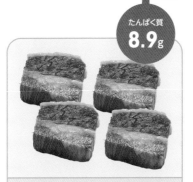

牛バラ・脂身つき 80g

エネルギー	脂質	炭水化物
305kcal	29.8g	0.2g

鉄	亜鉛	塩分
1.1mg	2.2mg	0.1g

国産牛・和牛・輸入牛肉の違いとは？

　国産牛は品種に関係なく、日本国内で飼育された牛を指します。なお、外国で生まれても日本での飼育期間の方が長ければ国産牛と表示できます。

　和牛は日本の在来種である「黒毛和種」「褐毛和種」「日本短角種」「無角和種」と、それらの交雑牛のみを指します。

　輸入牛は国外で飼育され、輸入された牛を指します。一般的に、輸入牛は脂身が少なく、赤身が多いものが多いです。

●輸入牛肉のたんぱく質量は？

輸入牛肩ロース・脂身つき 80g

たんぱく質	エネルギー
12.1g	177kcal

輸入牛サーロイン・脂身つき 80g

たんぱく質	エネルギー
11.8g	218kcal

輸入牛バラ・脂身つき 80g

たんぱく質	エネルギー
11.5g	270kcal

輸入牛ヒレ 80g

たんぱく質	エネルギー
14.8g	98kcal

輸入牛もも・脂身つき 80g

たんぱく質	エネルギー
13.2g	118kcal

出所：『日本食品標準成分表2020年版（八訂）』
（文部科学省）から算出

豚肉

データは大型種のものです。
豚肉は、エネルギーの代謝に必要なビタミンB1も多く含みます。

豚ヒレ・ブロック
80g

エネルギー	脂質	炭水化物
94kcal	2.6g	3.0g

鉄	ビタミンB1	塩分
0.7mg	1.06mg	0.1g

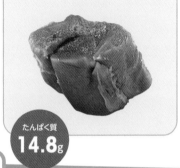

たんぱく質 **14.8g**

豚もも・脂身つき
80g

エネルギー	脂質	炭水化物
137kcal	7.6g	3.7g

鉄	ビタミンB1	塩分
0.6mg	0.72mg	0.1g

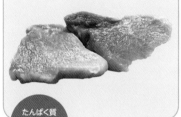

たんぱく質 **13.5g**

豚こま切れ肉
80g

エネルギー	脂質	炭水化物
189kcal	14.5g	2.6g

鉄	ビタミンB1	塩分
0.5mg	0.57mg	0.1g

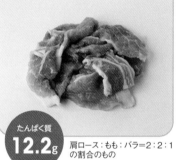

たんぱく質 **12.2g**

肩ロース：もも：バラ＝2：2：1
の割合のもの

たんぱく質 多

たんぱく質 **13.8g**

たんぱく質 **12.7g**

たんぱく質 **11.8g**

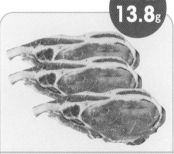

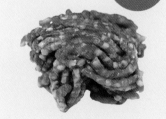

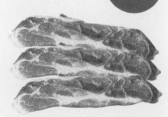

豚ロース・脂身つき・薄切り80g

エネルギー	脂質	炭水化物
198kcal	14.8g	2.4g

鉄	ビタミンB1	塩分
0.2mg	0.55mg	0.1g

豚ひき肉
80g

エネルギー	脂質	炭水化物
167kcal	12.9g	0.1g

鉄	ビタミンB1	塩分
0.8mg	0.55mg	0.1g

豚肩ロース・脂身つき・薄切り 80g

エネルギー	脂質	炭水化物
190kcal	14.7g	2.7g

鉄	ビタミンB1	塩分
0.5mg	0.50mg	0.1g

豚バラ・脂身つき・薄切り
80g

エネルギー	脂質	炭水化物
293kcal	27.9g	0.1g
鉄	ビタミンB1	塩分
0.5mg	0.41mg	0.1g

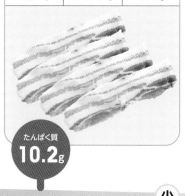

たんぱく質
10.2g

少

かたまり肉、厚切り肉のたんぱく質量は？

豚バラ・脂身つき・ブロック
5cm角1個60g

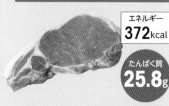

エネルギー
220kcal

たんぱく質
7.7g

豚ロース（豚カツ用）
厚切り1cm厚さ1枚150g

エネルギー
372kcal

たんぱく質
25.8g

豚ヒレ（豚カツ用）
厚切り2cm厚さ1枚30g

エネルギー
35kcal

たんぱく質
5.6g

豚肩ロース（しょうが焼き用）
1枚40g

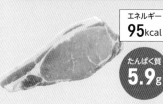

エネルギー
95kcal

たんぱく質
5.9g

出所：『日本食品標準成分表2020年版（八訂）』（文部科学省）から算出

たんぱく質
10.0g

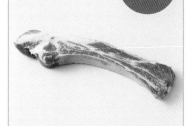

豚スペアリブ
1本120g（正味78g）

エネルギー	脂質	炭水化物
285kcal	27.2g	0.1g
鉄	ビタミンB1	塩分
0.5mg	0.40mg	0.1g

廃棄率35%

肉に含まれるミネラル・ビタミンの働き

鉄 赤血球の成分で、全身の細胞に酸素を運んだり、血液中の酸素を筋肉に取り込みます。ビタミンCと一緒にとると吸収がよくなります。赤身の肉やレバーに多く含まれます。

亜鉛 細胞やたんぱく質の合成、ホルモンの合成や分泌を助けます。不足すると皮膚炎や味覚障害、免疫低下がみられます。牛肉やレバーに多く含まれます。

カリウム 細胞内の水分の調整、心臓や筋肉の収縮、体内の余分なナトリウムの排出などに役立ちます。野菜や果物に多く含まれますが、意外と肉にも多く含まれます。

ビタミンB1 糖質がエネルギーに変わるのをサポートしたり、脳や神経の働きを正常に保ったりする働きがあります。肉の中でも豚肉に多く含まれます。

ビタミンB6 たんぱく質をアミノ酸に分解して、血液や筋肉を作ることや、免疫機能の維持を助けます。肉の中でも鶏肉やレバーに含まれます。

＊そのほかレバーは鉄、亜鉛のほか、皮膚の健康に役立つビタミンA、エネルギー代謝に役立つビタミンB2、DNAの合成や貧血予防に働く葉酸も多く含みます。

鶏肉

データは若鶏(ブロイラー)のものです。 鶏肉は筋肉の合成を促すビタミンB₆を含みます。
骨つき肉や手羽はコラーゲンも豊富。

鶏ささ身
80g

エネルギー	脂質	炭水化物
78kcal	0.4g	2.2g
鉄	ビタミンB6	塩分
0.2mg	0.50mg	0.1g

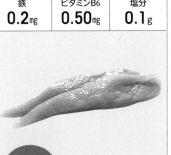

たんぱく質
15.8g

鶏胸・皮つき
80g

エネルギー	脂質	炭水化物
106kcal	4.4g	2.9g
鉄	ビタミンB6	塩分
0.2mg	0.46mg	0.1g

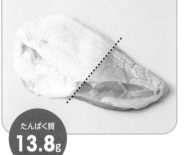

たんぱく質
13.8g

鶏もも・皮つき
80g

エネルギー	脂質	炭水化物
152kcal	10.8g	0g
鉄	ビタミンB6	塩分
0.5mg	0.20mg	0.2g

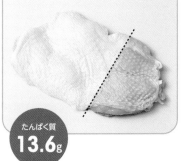

たんぱく質
13.6g

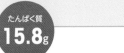

たんぱく質 多

たんぱく質
15.4g

たんぱく質
13.7g

たんぱく質
13.4g

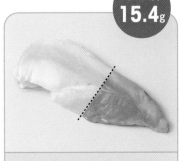

鶏胸・皮なし
80g

エネルギー	脂質	炭水化物
84kcal	1.3g	2.7g
鉄	ビタミンB6	塩分
0.2mg	0.51mg	0.1g

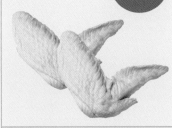

鶏手羽先・皮つき
2本140g(正味84g)

エネルギー	脂質	炭水化物
174kcal	13.2g	0g
鉄	ビタミンB6	塩分
0.5mg	0.25mg	0.2g

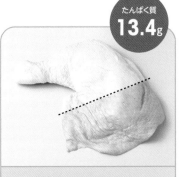

鶏もも・骨つき
100g(正味79g)

エネルギー	脂質	炭水化物
150kcal	10.7g	0g
鉄	ビタミンB6	塩分
0.5mg	0.20mg	0.2g

廃棄率40%

廃棄率21%
骨つき1本380g(正味300g)あたりのたんぱく質は51.0g

鶏もも・皮なし
80g

エネルギー	脂質	炭水化物
90kcal	3.4g	1.8g
鉄	ビタミンB6	塩分
0.5mg	0.25mg	0.2g

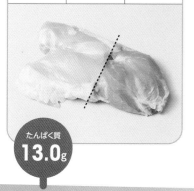

たんぱく質 13.0g

鶏手羽元
2本100g（正味70g）

エネルギー	脂質	炭水化物
123kcal	8.5g	0g
鉄	ビタミンB6	塩分
0.4mg	0.32mg	0.1g

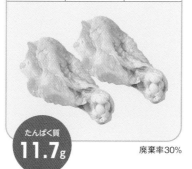

たんぱく質 11.7g

廃棄率30%

少

たんぱく質 12.9g

たんぱく質 11.7g

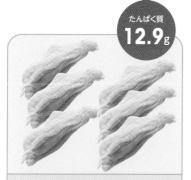

鶏手羽中
6本120g（正味78g）

エネルギー	脂質	炭水化物
147kcal	10.7g	0g
鉄	ビタミンB6	塩分
0.4mg	0.30mg	0.2g

廃棄率35%

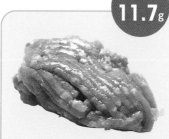

鶏ひき肉
80g

エネルギー	脂質	炭水化物
137kcal	8.8g	2.7g
鉄	ビタミンB6	塩分
0.6mg	0.42mg	0.1g

胸肉、ささ身に注目！

昨今、筋肉をつけたい人などに人気の、鶏胸肉やささ身。価格も手頃で、高たんぱく質な食品です。

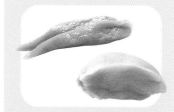

Q どんな特徴があるの？

A 高たんぱく質で低脂肪！

胸肉もささ身も、ほかの部位より低脂肪。より効率的に良質なたんぱく質がとれるため、エネルギーを控えながらたんぱく質をとりたい人には特におすすめです。

Q パサパサにしないコツはありますか？

A 調理法をくふうしましょう

胸肉もささ身も低脂肪のため、もも肉などよりもパサつきやすくなりがちです。蒸し焼きにしたり、片栗粉をまぶしてゆでたりすると、しっとりと仕上がります。

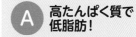

牛・豚・鶏の副生物

牛すじはヒレやももと似た筋肉質の部分でたんぱく質の摂取源となります。
内臓系は鉄や葉酸などのビタミン、ミネラルが豊富です。

肉・魚介類

牛・豚・鶏の副生物

牛すじ(腱)・ゆで
80g

エネルギー	脂質	炭水化物
122kcal	3.4g	0g
鉄	葉酸	塩分
0.6mg	2μg	0.2g

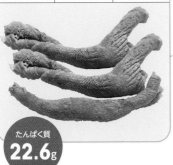

たんぱく質
22.6g

豚レバー
80g

エネルギー	脂質	炭水化物
91kcal	1.5g	5.7g
鉄	葉酸	塩分
10.4mg	648μg	0.1g

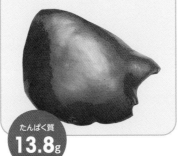

たんぱく質
13.8g

鶏レバー
80g

エネルギー	脂質	炭水化物
80kcal	1.5g	3.8g
鉄	葉酸	塩分
7.2mg	1040μg	0.2g

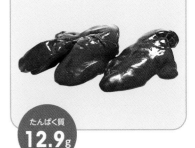

たんぱく質
12.9g

たんぱく質 多

たんぱく質
15.7g

たんぱく質
13.1g

たんぱく質
12.4g

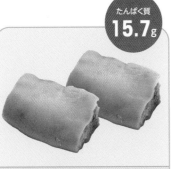

豚足・ゆで
130g(正味78g)

エネルギー	脂質	炭水化物
177kcal	12.7g	0g
鉄	葉酸	塩分
1.1mg	1μg	0.2g

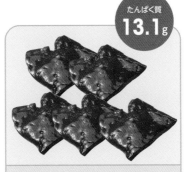

牛レバー
75g

エネルギー	脂質	炭水化物
89kcal	1.6g	5.6g
鉄	葉酸	塩分
3.0mg	750μg	0.1g

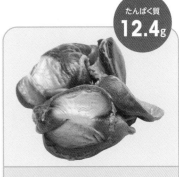

鶏砂肝
80g

エネルギー	脂質	炭水化物
69kcal	1.0g	2.8g
鉄	葉酸	塩分
2.0mg	29μg	0.1g

廃棄率40%

豚はつ（心臓）
80g

エネルギー	脂質	炭水化物
94kcal	4.0g	3.8g
鉄	葉酸	塩分
2.8mg	4μg	0.2g

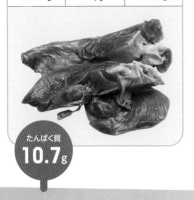

たんぱく質
10.7g

牛タン・薄切り
80g

エネルギー	脂質	炭水化物
254kcal	23.8g	0.2g
鉄	葉酸	塩分
1.6mg	11μg	0.2g

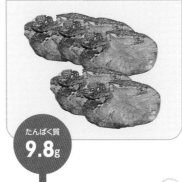

たんぱく質
9.8g

（少）

たんぱく質
10.0g

たんぱく質
7.8g

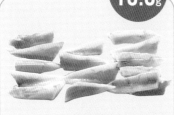

鶏軟骨
80g

エネルギー	脂質	炭水化物
43kcal	0.2g	0.3g
鉄	葉酸	塩分
0.2mg	4μg	0.8g

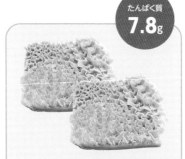

牛はちのす（第二胃）
80g

エネルギー	脂質	炭水化物
149kcal	11.8g	3.0g
鉄	葉酸	塩分
0.5mg	10μg	0.1g

焼き肉の豆知識

　カルビやハラミ、イチボなど焼き肉店でよく聞くけれど、どの部位かわからないものがありませんか。

　特徴を知ると味わいがいっそう深まりますよ。

イチボ

もも肉の中でも、適度な霜降りと赤身らしい濃厚さがある。サーロインに似た味わい。

カイノミ

バラ肉の中でもヒレに近い部位。赤身の歯ごたえがありながらも、とてもやわらかい。さっぱりとした上品な甘味がある。

カルビ

一般的にバラ肉のことで、韓国語の「あばら骨の肉」を意味する。食感はややかためだが、こくがあり脂身の甘味が強い。

ザブトン

肩ロースの中でもしっかりと霜降りのある部位。やわらかく、こくのある味わい。特上ロースと呼ばれることも。

トモサンカク

もも肉の中でも、特に霜降りが美しく入っている。赤身のうま味と、上品な脂身の甘味、濃厚なこくが味わえる。

ハラミ

赤身肉に見えるが実は内臓で、横隔膜にある筋肉。やわらかくジューシーで、こくとうま味がある。

肉加工品①（ベーコン・ハムなど）

ハム類のたんぱく質量は生肉とほぼ同じで、薄切りの形状は
ちょい足しに便利。塩分が多いため1食の目安は1〜2枚程度です。

ショルダーハム
1枚30g

エネルギー	脂質	炭水化物
66kcal	4.9g	1.3g

鉄	亜鉛	塩分
0.3mg	0.6mg	0.5g

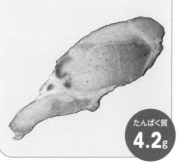

たんぱく質
4.2g

生ハム（長期熟成）
1枚15g

エネルギー	脂質	炭水化物
38kcal	2.7g	微量

鉄	亜鉛	塩分
0.2mg	0.5mg	0.8g

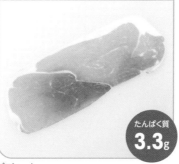

たんぱく質
3.3g

プロシュート

ボンレスハム
1枚20g

エネルギー	脂質	炭水化物
23kcal	0.7g	1.0g

鉄	亜鉛	塩分
0.1mg	0.3mg	0.6g

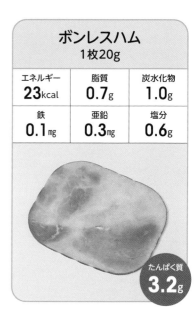

たんぱく質
3.2g

ロースハム
1枚15g

エネルギー	脂質	炭水化物
32kcal	2.0g	0.9g

鉄	亜鉛	塩分
0.1mg	0.2mg	0.3g

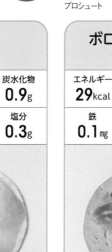

たんぱく質
2.4g

ボロニアソーセージ
1枚12g

エネルギー	脂質	炭水化物
29kcal	2.5g	0.4g

鉄	亜鉛	塩分
0.1mg	0.2mg	0.3g

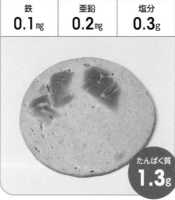

たんぱく質
1.3g

生ハム（促成）
1枚5g

エネルギー	脂質	炭水化物
12kcal	0.8g	0.2g

鉄	亜鉛	塩分
微量	0.1mg	0.1g

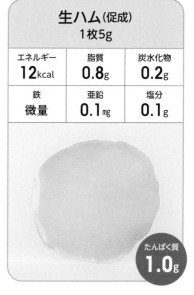

たんぱく質
1.0g

ベーコン・ブロック
3cm角1個30g

エネルギー	脂質	炭水化物
120kcal	**11.4**g	**0.8**g
鉄	亜鉛	塩分
0.2mg	**0.5**mg	**0.6**g

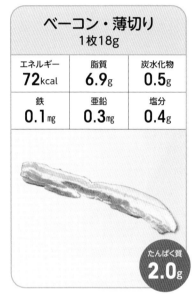

たんぱく質 **3.4**g

ベーコン・薄切り
1枚18g

エネルギー	脂質	炭水化物
72kcal	**6.9**g	**0.5**g
鉄	亜鉛	塩分
0.1mg	**0.3**mg	**0.4**g

たんぱく質 **2.0**g

ショルダーベーコン
小1枚10g

エネルギー	脂質	炭水化物
18kcal	**1.0**g	**0.4**g
鉄	亜鉛	塩分
0.1mg	**0.2**mg	**0.2**g

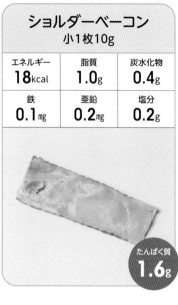

たんぱく質 **1.6**g

焼き豚
1枚15g

エネルギー	脂質	炭水化物
25kcal	**1.1**g	**1.3**g
鉄	亜鉛	塩分
0.1mg	**0.2**mg	**0.4**g

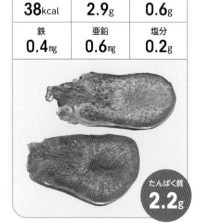

たんぱく質 **2.4**g

スモークタン
2枚14g

エネルギー	脂質	炭水化物
38kcal	**2.9**g	**0.6**g
鉄	亜鉛	塩分
0.4mg	**0.6**mg	**0.2**g

たんぱく質 **2.2**g

ローストビーフ
1枚10g

エネルギー	脂質	炭水化物
19kcal	**1.1**g	**0.4**g
鉄	亜鉛	塩分
0.2mg	**0.4**mg	**0.1**g

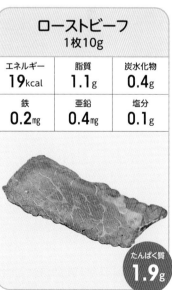

たんぱく質 **1.9**g

肉加工品②（ソーセージ・缶詰めなど）

肉加工品は保存しやすく、たんぱく質の摂取量をアップしたいときに追加しやすい食品です。
素材の塩分やうま味を活かして調理しましょう。

フランクフルトソーセージ
1本55g

エネルギー	脂質	炭水化物
162kcal	13.3g	4.4g

鉄	亜鉛	塩分
0.5mg	1.0mg	1.0g

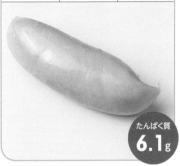

たんぱく質 6.1g

ホットドッグ用ソーセージ
1本50g

エネルギー	脂質	炭水化物
160kcal	14.7g	1.6g

鉄	亜鉛	塩分
0.3mg	0.7mg	1.0g

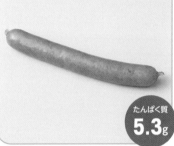

たんぱく質 5.3g

生ソーセージ
1本30g

エネルギー	脂質	炭水化物
81kcal	7.2g	0.2g

鉄	亜鉛	塩分
0.3mg	0.5mg	0.5g

たんぱく質 3.7g

ウィンナーソーセージ
1本25g

エネルギー	脂質	炭水化物
80kcal	7.3g	0.8g

鉄	亜鉛	塩分
0.1mg	0.3mg	0.5g

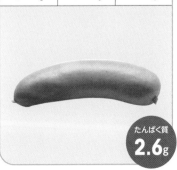

たんぱく質 2.6g

牛肉大和煮・缶詰め
50g

エネルギー	脂質	炭水化物
78kcal	2.1g	6.2g

鉄	亜鉛	塩分
1.7mg	2.0mg	0.9g

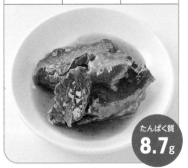

たんぱく質 8.7g

焼きとり・缶詰め
45g

エネルギー	脂質	炭水化物
78kcal	3.4g	4.8g

鉄	亜鉛	塩分
1.3mg	0.7mg	1.0g

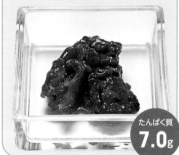

たんぱく質 7.0g

コンビーフ
1/2缶40g

エネルギー	脂質	炭水化物
76kcal	5.0g	0.4g
鉄	亜鉛	塩分
1.4mg	1.6mg	0.7g

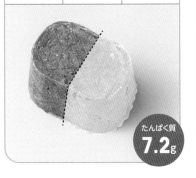

たんぱく質 **7.2g**

ランチョンミート
1cm厚さ50g

エネルギー	脂質	炭水化物
160kcal	14.5g	1.0g
鉄	亜鉛	塩分
未測定	未測定	1.1g

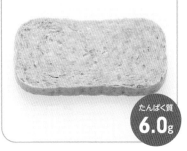

たんぱく質 **6.0g**

レバーペースト
15g

エネルギー	脂質	炭水化物
56kcal	5.0g	1.0g
鉄	亜鉛	塩分
1.2mg	0.4mg	0.3g

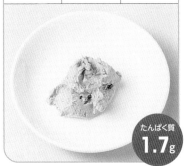

たんぱく質 **1.7g**

サラダチキン(鶏ハム)
1枚120g

エネルギー	脂質	炭水化物
137kcal	2.2g	0g
鉄	亜鉛	塩分
未測定	未測定	1.3g

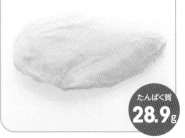

たんぱく質 **28.9g**

手軽に食べられる! サラダチキン

スーパーやコンビニでは、プレーンのほか、ペッパーやハーブなどさまざまなフレーバーが売られているサラダチキン。100g程度のバータイプなどもあり、便利です。

火が通っているので、時短になり、使い勝手がよいのも特徴です。

·············· 活 用 法 ··············

● すでに味がついているので、アレンジするときは調味料を加減しましょう。
● 手で裂くと、調味料がよくからみます。
● ハムやチャーシューの代わりにしたり、チャーハンなどの具にしたりできます。

サラダ
サラダチキンを裂いてレタス、きゅうりなどの野菜と混ぜ、ドレッシングをかける。

あえ物
サラダチキンを裂き、ゆでたほうれん草とマヨネーズとあえる。

酢の物
サラダチキンを裂き、わかめやきゅうり、三杯酢とあえる。

いろいろな肉

牛や豚、鶏と同じようにたんぱく質量が豊富。 赤肉の鹿や馬は
エネルギーが低く、脂質の多い羊や鴨はエネルギーが高めです。

赤鹿・赤肉
80g

エネルギー	脂質	炭水化物
82kcal	0.7g	3.6g

鉄	亜鉛	塩分
2.5mg	2.5mg	0.1g

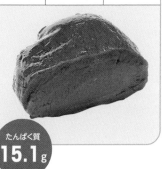

たんぱく質 15.1g

馬・赤肉
80g

エネルギー	脂質	炭水化物
82kcal	1.8g	2.5g

鉄	亜鉛	塩分
3.4mg	2.2mg	0.1g

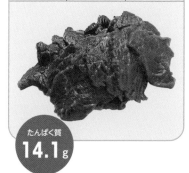

たんぱく質 14.1g

ラム・チョップ
2本100g（正味80g）

エネルギー	脂質	炭水化物
230kcal	18.6g	4.7g

鉄	亜鉛	塩分
1.0mg	2.1mg	0.2g

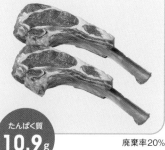

たんぱく質 10.9g

廃棄率20%

たんぱく質 多 ← → 少

たんぱく質 14.2g

たんぱく質 10.9g

たんぱく質 9.9g

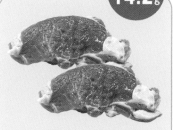

マトン・ロース・脂身つき
2枚80g

エネルギー	脂質	炭水化物
154kcal	10.7g	0.2g

鉄	亜鉛	塩分
2.2mg	2.0mg	0.2g

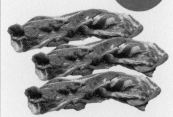

ラム・ロース・脂身つき
3枚80g

エネルギー	脂質	炭水化物
230kcal	18.6g	4.7g

鉄	亜鉛	塩分
1.0mg	2.1mg	0.2g

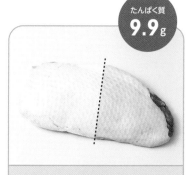

鴨肉
1/2枚80g

エネルギー	脂質	炭水化物
243kcal	22.6g	0.1g

鉄	亜鉛	塩分
1.5mg	1.1mg	0.2g

合鴨

牛・豚・鶏の部位を解説！ 肉図鑑

どのような肉も、部位によって食感や脂の入り方、味わいが異なります。
脂質の量が少ない部位ほど、たんぱく質が多くなります。

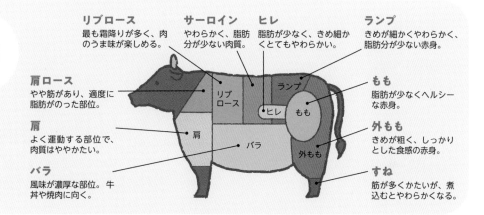

牛肉

リブロース
最も霜降りが多く、肉のうま味が楽しめる。

サーロイン
やわらかく、脂肪分が少ない肉質。

ヒレ
脂肪が少なく、きめ細かくとてもやわらかい。

ランプ
きめが細かくやわらかく、脂肪分が少ない赤身。

肩ロース
やや筋があり、適度に脂肪がのった部位。

肩
よく運動する部位で、肉質はややかたい。

バラ
風味が濃厚な部位。牛丼や焼肉に向く。

もも
脂肪が少なくヘルシーな赤身。

外もも
きめが粗く、しっかりとした食感の赤身。

すね
筋が多くかたいが、煮込むとやわらかくなる。

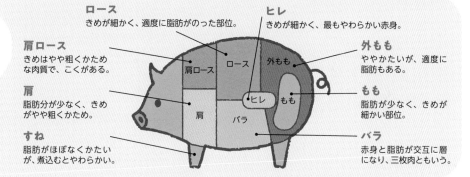

豚肉

ロース
きめが細かく、適度に脂肪がのった部位。

ヒレ
きめが細かく、最もやわらかい赤身。

肩ロース
きめはやや粗くかためな肉質で、こくがある。

肩
脂肪分が少なく、きめがやや粗くかため。

すね
脂肪がほぼなくかたいが、煮込むとやわらかい。

外もも
ややかたいが、適度に脂肪もある。

もも
脂肪が少なく、きめが細かい部位。

バラ
赤身と脂肪が交互に層になり、三枚肉ともいう。

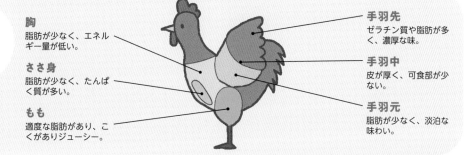

鶏肉

胸
脂肪が少なく、エネルギー量が低い。

ささ身
脂肪が少なく、たんぱく質が多い。

もも
適度な脂肪があり、こくがありジューシー。

手羽先
ゼラチン質や脂肪が多く、濃厚な味。

手羽中
皮が厚く、可食部が少ない。

手羽元
脂肪が少なく、淡泊な味わい。

イラスト／木本直子

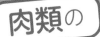

たんぱく質量ランキング ベスト30

可食部100gあたり

(g)

順位	食品	たんぱく質量
1位	牛すね	20.5g
2位	鶏ささ身	19.7g
3位	鶏胸・皮なし	19.2g
	赤鹿・赤肉	18.9g
	豚ヒレ	18.5g
	牛ヒレ	17.7g
	マトン・ロース・脂身つき	17.7g
	馬・赤肉	17.6g
	鶏胸・皮つき	17.3g
	豚ロース・脂身つき	17.2g

・写真はイメージです

出所：『日本食品標準成分表2020年版（八訂）』（文部科学省）から算出

本書に掲載している牛・豚・鶏などのさまざまな肉（30〜35、42ページ）を
可食部100gあたりで比べ、たんぱく質量の多い順にランキングしました。

*1　合いびき肉（牛50%、豚50%）
*2　豚こま切れ肉（肩ロース：もも：バラ＝2：2：1）

順位	肉の種類	たんぱく質量
	牛肩・脂身つき	17.1g
	鶏もも・皮つき	17.0g
	豚もも・脂身つき	16.9g
	鶏手羽元・皮つき	16.7g
	鶏手羽中	16.5g
	鶏手羽先・皮つき	16.3g
	鶏もも・皮なし	16.3g
	牛もも・脂身つき	16.0g
	豚ひき肉	15.9g
	合いびき肉 *1	15.2g
	豚こま切れ肉 *2	15.2g
	豚肩ロース・脂身つき	14.7g
	鶏ひき肉	14.6g
	牛ひき肉	14.4g
	牛サーロイン・脂身つき	14.0g
	牛肩ロース・脂身つき	13.7g
	ラム・ロース・脂身つき	13.6g
	ラム・チョップ	13.6g
	牛ハラミ	13.1g
	豚バラ・脂身つき	12.8g

切り身魚

赤身魚も白身魚も良質なたんぱく質源で、ビタミンDも多く含みます。
ビタミンDは、カルシウムの吸収や筋肉の合成を助ける働きがあります。

子持ちカレイ
1切れ100g

エネルギー	脂質	炭水化物
123kcal	4.8g	0.1g

n-3系脂肪酸	ビタミンD	塩分
1.51g	4.0μg	0.2g

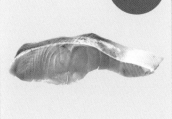

たんぱく質 **19.9**g

カジキ（メカジキ）
1切れ100g

エネルギー	脂質	炭水化物
139kcal	6.6g	4.7g

n-3系脂肪酸	ビタミンD	塩分
0.92g	8.8μg	0.2g

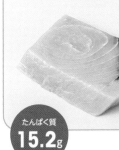

たんぱく質 **15.2**g

キンメダイ
1切れ100g

エネルギー	脂質	炭水化物
147kcal	7.9g	4.5g

n-3系脂肪酸	ビタミンD	塩分
1.37g	2.0μg	0.1g

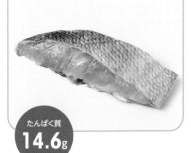

たんぱく質 **14.6**g

たんぱく質 多

たんぱく質 **18.9**g

たんぱく質 **14.9**g

たんぱく質 **14.5**g

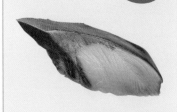

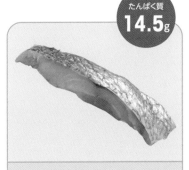

サケ（シロサケ）
1切れ100g

エネルギー	脂質	炭水化物
124kcal	3.7g	3.9g

n-3系脂肪酸	ビタミンD	塩分
0.92g	32.0μg	0.2g

ブリ
1切れ80g

エネルギー	脂質	炭水化物
178kcal	10.5g	6.2g

n-3系脂肪酸	ビタミンD	塩分
2.68g	6.4μg	0.1g

タイ（マダイ）
1切れ80g

エネルギー	脂質	炭水化物
128kcal	6.2g	3.5g

n-3系脂肪酸	ビタミンD	塩分
1.42g	5.6μg	0.1g

サワラ
1切れ80g

エネルギー	脂質	炭水化物
129kcal	6.7g	2.8g

n-3系脂肪酸	ビタミンD	塩分
1.36g	5.6µg	0.2g

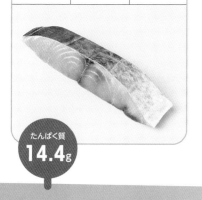

たんぱく質 **14.4g**

タラ
1切れ100g

エネルギー	脂質	炭水化物
72kcal	0.1g	3.5g

n-3系脂肪酸	ビタミンD	塩分
0.07g	1.0µg	0.3g

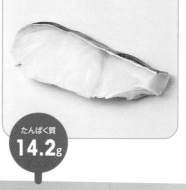

たんぱく質 **14.2g**

ギンダラ
1切れ80g

エネルギー	脂質	炭水化物
168kcal	13.4g	2.4g

n-3系脂肪酸	ビタミンD	塩分
0.90g	2.8µg	0.2g

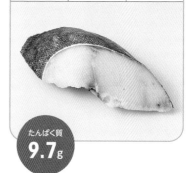

たんぱく質 **9.7g**

少

たんぱく質 **14.2g**

たんぱく質 **13.1g**

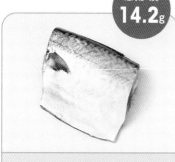

サバ
1切れ80g

エネルギー	脂質	炭水化物
169kcal	10.2g	5.0g

n-3系脂肪酸	ビタミンD	塩分
1.70g	4.1µg	0.2g

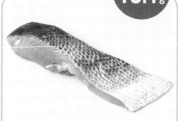

スズキ
1切れ80g

エネルギー	脂質	炭水化物
90kcal	2.8g	3.3g

n-3系脂肪酸	ビタミンD	塩分
0.70g	8.0µg	0.2g

魚の油には n-3系脂肪酸の DHA・EPAが豊富

　魚の油にはn-3系多価不飽和脂肪酸(n-3系脂肪酸)と呼ばれるDHAやEPAが豊富に含まれます。これらは体内では産生できないため、食事からとる必要があります。血中の中性脂肪を減らし、HDL(善玉)コレステロールを増やす働きがあります。

刺し身

刺し身は手軽にたんぱく質をとれる食べ方です。どの魚も1切れで、ほぼたんぱく質1g以上とることができ、特にマグロ・赤身やカツオは高たんぱく質です。

マグロ・赤身（天然）
5切れ60g

エネルギー	脂質	炭水化物
69kcal	0.5g	2.9g
n-3系脂肪酸	ビタミンD	塩分
0.10g	3.0μg	0.1g

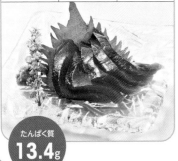

たんぱく質 **13.4g**

ハマチ
4切れ60g

エネルギー	脂質	炭水化物
108kcal	5.9g	3.0g
n-3系脂肪酸	ビタミンD	塩分
1.00g	2.6μg	0.1g

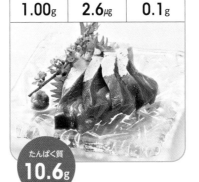

たんぱく質 **10.6g**

マグロ・トロ（天然）
4切れ60g

エネルギー	脂質	炭水化物
185kcal	14.1g	4.5g
n-3系脂肪酸	ビタミンD	塩分
3.49g	10.8μg	0.1g

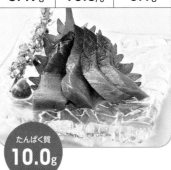

たんぱく質 **10.0g**

たんぱく質 **多**

たんぱく質 **12.3g**

たんぱく質 **10.4g**

たんぱく質 **9.9g**

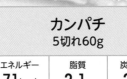

カツオ
3切れ60g

エネルギー	脂質	炭水化物
90kcal	2.9g	3.6g
n-3系脂肪酸	ビタミンD	塩分
0.94g	5.4μg	0.1g

カンパチ
5切れ60g

エネルギー	脂質	炭水化物
71kcal	2.1g	2.6g
n-3系脂肪酸	ビタミンD	塩分
0.64g	2.4μg	0.1g

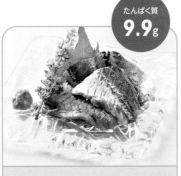

アジ
4切れ60g

エネルギー	脂質	炭水化物
65kcal	1.8g	2.2g
n-3系脂肪酸	ビタミンD	塩分
0.53g	4.7μg	0.2g

戻りガツオ。
カツオ（たたき）も、たんぱく質はほぼ同量です

タイ（養殖）
5切れ40g

エネルギー	脂質	炭水化物
52kcal	1.9g	1.4g
n-3系脂肪酸	ビタミンD	塩分
0.40g	1.8μg	微量

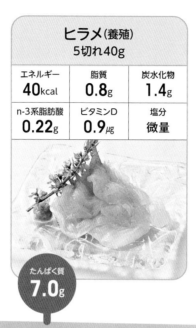

たんぱく質
7.4g

ヒラメ（養殖）
5切れ40g

エネルギー	脂質	炭水化物
40kcal	0.8g	1.4g
n-3系脂肪酸	ビタミンD	塩分
0.22g	0.9μg	微量

たんぱく質
7.0g

イカ
40g

エネルギー	脂質	炭水化物
32kcal	0.1g	2.2g
n-3系脂肪酸	ビタミンD	塩分
0.07g	0.1μg	0.2g

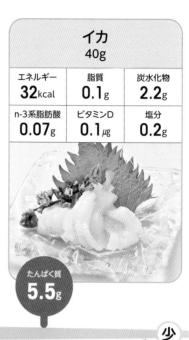

たんぱく質
5.5g

少

たんぱく質
7.0g

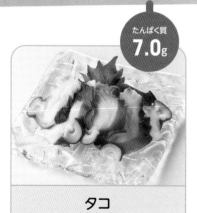

タコ
5切れ60g

エネルギー	脂質	炭水化物
42kcal	0.1g	3.2g
n-3系脂肪酸	ビタミンD	塩分
0.07g	0μg	0.4g

たんぱく質
5.5g

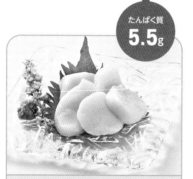

ホタテ貝柱
5切れ45g

エネルギー	脂質	炭水化物
37kcal	微量	3.6g
n-3系脂肪酸	ビタミンD	塩分
0.02g	0μg	0.1g

たんぱく質
3.5g

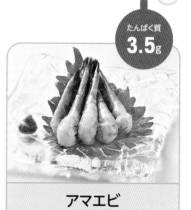

アマエビ
5尾25g（正味23g）

エネルギー	脂質	炭水化物
20kcal	0.2g	1.0g
n-3系脂肪酸	ビタミンD	塩分
0.07g	0μg	0.2g

廃棄率8%

一尾魚

一尾魚は良質なたんぱく質やコラーゲンをとりやすい食べ方です。
コラーゲンは魚の皮や骨のまわり、カレイのえんがわ部分にも含まれます。

アジ
1尾160g(正味72g)

エネルギー	脂質	炭水化物
81kcal	2.5g	2.4g
n-3系脂肪酸	ビタミンD	塩分
0.76g	6.4μg	0.2g

たんぱく質
12.1g

廃棄率55%

豆アジ
1尾30g(正味27g)

エネルギー	脂質	炭水化物
31kcal	1.0g	1.4g
n-3系脂肪酸	ビタミンD	塩分
0.32g	1.4μg	0.1g

たんぱく質
4.1g

廃棄率10%

アユ
1尾70g(正味35g)

エネルギー	脂質	炭水化物
48kcal	2.3g	1.8g
n-3系脂肪酸	ビタミンD	塩分
0.29g	2.8μg	微量

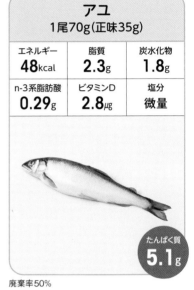

たんぱく質
5.1g

廃棄率50%

イサキ
1尾260g(正味143g)

エネルギー	脂質	炭水化物
166kcal	6.9g	5.7g
n-3系脂肪酸	ビタミンD	塩分
2.10g	21.5μg	0.6g

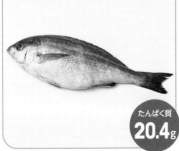

たんぱく質
20.4g

廃棄率45%

イワシ
1尾120g(正味48g)

エネルギー	脂質	炭水化物
75kcal	3.5g	3.0g
n-3系脂肪酸	ビタミンD	塩分
1.01g	15.4μg	0.1g

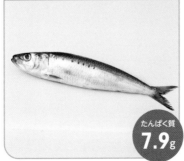

たんぱく質
7.9g

廃棄率60%

カマス
1尾160g(正味96g)

エネルギー	脂質	炭水化物
132kcal	6.1g	4.1g
n-3系脂肪酸	ビタミンD	塩分
1.44g	10.6μg	0.3g

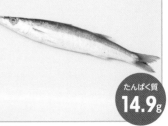

たんぱく質
14.9g

廃棄率40%

カレイ（マガレイ）
1尾200g（正味100g）

エネルギー	脂質	炭水化物
89kcal	1.0g	2.2g

n-3系脂肪酸	ビタミンD	塩分
0.35g	13.0μg	0.3g

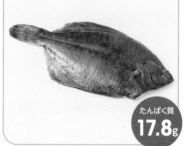

たんぱく質 17.8g

廃棄率50%

キス
1尾50g（正味23g）

エネルギー	脂質	炭水化物
17kcal	微量	0.4g

n-3系脂肪酸	ビタミンD	塩分
0.01g	0.2μg	0.1g

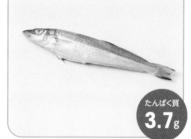

たんぱく質 3.7g

廃棄率55%

サンマ
1尾150g（正味98g）

エネルギー	脂質	炭水化物
281kcal	22.2g	4.3g

n-3系脂肪酸	ビタミンD	塩分
5.48g	15.7μg	0.4g

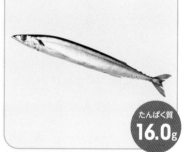

たんぱく質 16.0g

廃棄率35%

ニジマス
1尾190g（正味105g）

エネルギー	脂質	炭水化物
122kcal	3.9g	4.7g

n-3系脂肪酸	ビタミンD	塩分
0.89g	12.6μg	0.1g

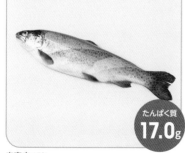

たんぱく質 17.0g

廃棄率45%

メバル
1尾200g（正味90g）

エネルギー	脂質	炭水化物
90kcal	2.5g	2.9g

n-3系脂肪酸	ビタミンD	塩分
0.78g	0.9μg	0.2g

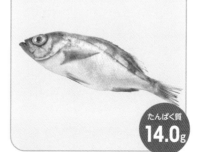

たんぱく質 14.0g

廃棄率55%

ワカサギ
1尾10g

エネルギー	脂質	炭水化物
7kcal	0.1g	0.3g

n-3系脂肪酸	ビタミンD	塩分
0.05g	0.2μg	0.1g

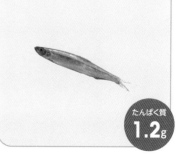

たんぱく質 1.2g

そのほかの魚介類

エビやイカやタコは、高たんぱく質で脂質が少なく低エネルギー。主菜だけでなく、
副菜に追加するとうま味を増す役割にもなり、おいしくたんぱく質摂取量をアップできます。

アサリ
殻つき75g（正味30g）

エネルギー	脂質	炭水化物
8kcal	微量	0.6g
n-3系脂肪酸	亜鉛	塩分
0.01g	0.3mg	0.7g

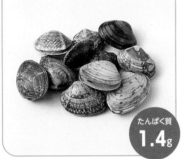

たんぱく質 1.4g

廃棄率60%

カキ
1個60g（正味15g）

エネルギー	脂質	炭水化物
9kcal	0.2g	1.0g
n-3系脂肪酸	亜鉛	塩分
0.08g	2.1mg	0.2g

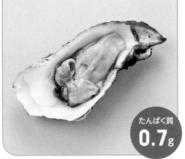

たんぱく質 0.7g

廃棄率75%

シジミ
殻つき50g（正味13g）

エネルギー	脂質	炭水化物
7kcal	0.1g	0.8g
n-3系脂肪酸	亜鉛	塩分
0.02g	0.3mg	0.1g

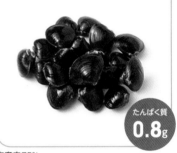

たんぱく質 0.8g

廃棄率75%

ハマグリ
2個90g（正味36g）

エネルギー	脂質	炭水化物
13kcal	0.1g	1.3g
n-3系脂肪酸	亜鉛	塩分
0.04g	0.6mg	0.7g

たんぱく質 1.6g

廃棄率60%

ホタテ貝
1個150g（正味75g）

エネルギー	脂質	炭水化物
50kcal	0.3g	4.1g
n-3系脂肪酸	亜鉛	塩分
0.09g	2.0mg	0.6g

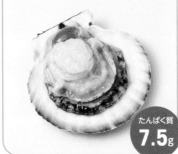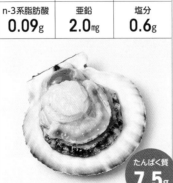

たんぱく質 7.5g

廃棄率50%

ウニ・生
30g

エネルギー	脂質	炭水化物
33kcal	0.8g	2.9g
n-3系脂肪酸	亜鉛	塩分
0.22g	0.6mg	0.2g

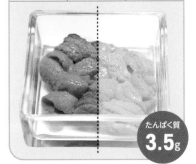

たんぱく質 3.5g

タコ・ゆで
足1/2本60g

エネルギー	脂質	炭水化物
55kcal	0.1g	4.1g
n-3系脂肪酸	亜鉛	塩分
0.06g	1.1mg	0.4g

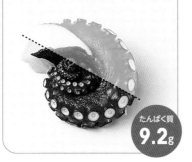

たんぱく質
9.2g

バナメイエビ
殻つき3尾45g（正味36g）

エネルギー	脂質	炭水化物
30kcal	0.1g	1.2g
n-3系脂肪酸	亜鉛	塩分
0.03g	0.4mg	0.1g

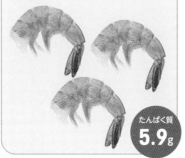

たんぱく質
5.9g

廃棄率20%

ホタルイカ・ゆで
4はい・30g

エネルギー	脂質	炭水化物
27kcal	0.5g	2.3g
n-3系脂肪酸	亜鉛	塩分
0.20g	0.6mg	0.2g

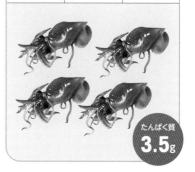

たんぱく質
3.5g

タラバガニ・足・ゆで
1本90g（正味36g）

エネルギー	脂質	炭水化物
28kcal	0.3g	1.2g
n-3系脂肪酸	亜鉛	塩分
0.13g	1.5mg	0.3g

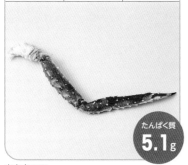

たんぱく質
5.1g

廃棄率60%

ズワイガニ・足・ゆで
1本40g（正味18g）

エネルギー	脂質	炭水化物
12kcal	0.1g	0.7g
n-3系脂肪酸	亜鉛	塩分
0.03g	0.6mg	0.1g

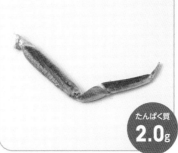

たんぱく質
2.0g

廃棄率55%

シーフードミックス（冷凍）
50g

エネルギー	脂質	炭水化物
34kcal	0.2g	1.9g
n-3系脂肪酸	亜鉛	塩分
0.11g	0.6mg	0.4g

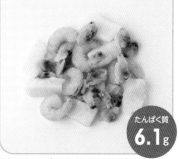

たんぱく質
6.1g

イカ45%、エビ30%、アサリ25%のもの

魚介類の たんぱく質量ランキング ベスト30

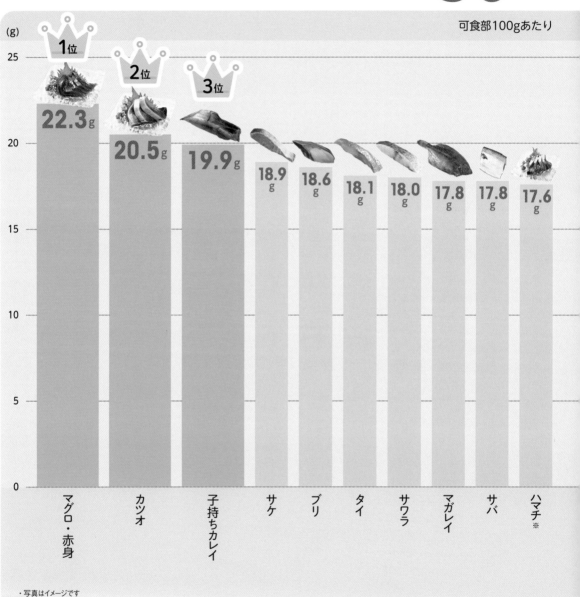

(g)

可食部100gあたり

順位	魚介類	たんぱく質量
1位	マグロ・赤身	22.3g
2位	カツオ	20.5g
3位	子持ちカレイ	19.9g
	サケ	18.9g
	ブリ	18.6g
	タイ	18.1g
	サワラ	18.0g
	マガレイ	17.8g
	サバ	17.8g
	ハマチ※	17.6g

・写真はイメージです

出所:『日本食品標準成分表2020年版(八訂)』(文部科学省)から算出

本書に掲載している魚介類（46〜53ページ）を可食部100gあたりで比べ、
たんぱく質量の多い順にランキングしました。

順位	魚介類	たんぱく質量
	ヒラメ※	17.5g
	カンパチ	17.4g
	アジ	16.8g
	マグロ・トロ	16.7g
	バナメイエビ	16.5g
	イワシ	16.4g
	スズキ	16.4g
	サンマ	16.3g
	ニジマス	16.2g
	キス	16.1g
	メバル	15.6g
	カマス	15.5g
	アマエビ	15.2g
	メカジキ	15.2g
	豆アジ	15.1g
	アユ	14.6g
	キンメダイ	14.6g
	イサキ	14.3g
	タラ	14.2g
	イカ・胴※	13.8g

※食品成分表の「皮なし」で算出したもの。「皮あり」は、ハマチ17.8g・ヒラメ19.0g・イカ（胴）13.8g。

魚介缶詰め

常温でストックできる便利なたんぱく質食品。サバ、イワシ、サンマなど骨ごと食べられるものは
カルシウムが豊富。アサリ水煮缶は鉄の供給源にもなります。

サバ・水煮
50g

エネルギー	脂質	炭水化物
87kcal	4.7g	2.6g
n-3系脂肪酸	カルシウム	塩分
1.37g	130mg	0.5g

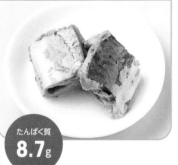

たんぱく質
8.7g

サバ・みそ煮
60g

エネルギー	脂質	炭水化物
126kcal	7.5g	6.4g
n-3系脂肪酸	カルシウム	塩分
2.00g	126mg	0.7g

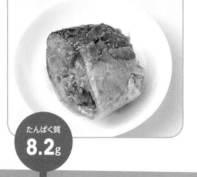

たんぱく質
8.2g

ホタテ貝柱・水煮
50g

エネルギー	脂質	炭水化物
44kcal	0.1g	3.3g
n-3系脂肪酸	亜鉛	塩分
0.05g	1.4mg	0.5g

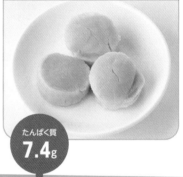

たんぱく質
7.4g

たんぱく質 多

たんぱく質
8.6g

たんぱく質
7.9g

たんぱく質
6.1g

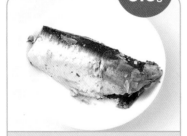

イワシ・水煮
1/2尾(50g)

エネルギー	脂質	炭水化物
84kcal	4.3g	2.9g
n-3系脂肪酸	カルシウム	塩分
1.46g	160mg	0.4g

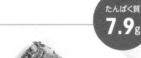
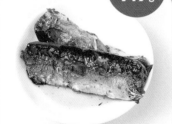

サンマ・かば焼き
50g

エネルギー	脂質	炭水化物
110kcal	5.9g	6.3g
n-3系脂肪酸	カルシウム	塩分
1.34g	125mg	0.8g

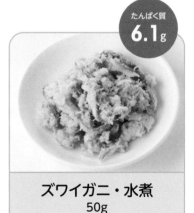

ズワイガニ・水煮
50g

エネルギー	脂質	炭水化物
35kcal	0.1g	2.3g
n-3系脂肪酸	亜鉛	塩分
0.04g	2.4mg	0.9g

ツナ（カツオ）油漬け
40g

エネルギー	脂質	炭水化物
116kcal	9.4g	1.8g
n-3系脂肪酸	ビタミンD	塩分
0.80g	1.6μg	0.4g

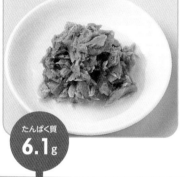

たんぱく質
6.1g

サケ・中骨入り水煮
50g

エネルギー	脂質	炭水化物
33kcal	1.2g	0.1g
n-3系脂肪酸	カルシウム	塩分
未測定	401mg	0.7g

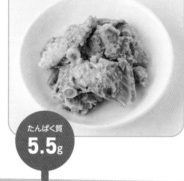

たんぱく質
5.5g

アサリ・水煮
20g

エネルギー	脂質	炭水化物
20kcal	0.2g	1.6g
n-3系脂肪酸	鉄	塩分
0.05g	6.0mg	0.2g

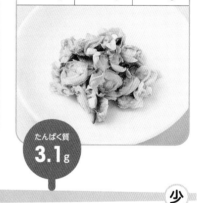

たんぱく質
3.1g

少

たんぱく質
5.8g

たんぱく質
5.2g

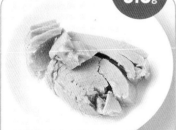

ツナ（マグロ）・油漬け
40g

エネルギー	脂質	炭水化物
106kcal	8.5g	1.5g
n-3系脂肪酸	ビタミンD	塩分
0.56g	0.8μg	0.4g

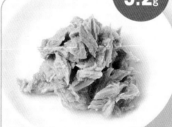

ツナ（マグロ）・水煮
40g

エネルギー	脂質	炭水化物
28kcal	0.2g	1.4g
n-3系脂肪酸	ビタミンD	塩分
0.06g	1.2μg	0.2g

オイルサーディンとアンチョビのたんぱく質量は？

イワシ・オイルサーディン 4尾25g

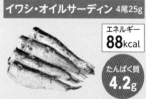

エネルギー
88kcal

たんぱく質
4.2g

イワシ・アンチョビ 3枚10g

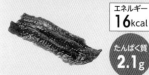

エネルギー
16kcal

たんぱく質
2.1g

出所：『日本食品標準成分表2020年版（八訂）』
（文部科学省）から算出

57

練り製品

魚の筋肉の繊維をすりつぶして加工するため、食べやすく消化しやすい練り製品。
塩分が多いため、食べる量に注意しながらじょうずに利用しましょう。

伊達巻き
1切れ30g

エネルギー	脂質	炭水化物
57kcal	1.9g	5.6g

カルシウム	ビタミンD	塩分
8mg	0.3μg	0.3g

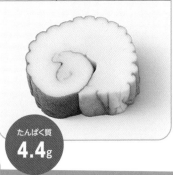

たんぱく質
4.4g

さつま揚げ・小判
1枚30g

エネルギー	脂質	炭水化物
41kcal	0.9g	4.4g

カルシウム	ビタミンD	塩分
18mg	0.3μg	0.6g

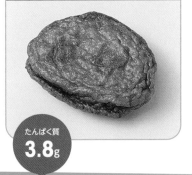

たんぱく質
3.8g

カニ風味かまぼこ
2本30g

エネルギー	脂質	炭水化物
27kcal	0.1g	3.1g

カルシウム	ビタミンD	塩分
36mg	0.3μg	0.7g

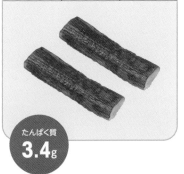

たんぱく質
3.4g

たんぱく質 多

たんぱく質
3.8g

たんぱく質
3.6g

たんぱく質
3.4g

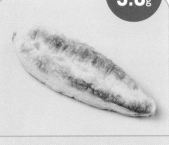

笹かまぼこ
1枚25g

エネルギー	脂質	炭水化物
26kcal	0.2g	2.2g

カルシウム	ビタミンD	塩分
6mg	0.5μg	0.6g

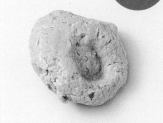

イワシ・つみれ
1個30g

エネルギー	脂質	炭水化物
31kcal	0.8g	2.5g

カルシウム	ビタミンD	塩分
18mg	1.5μg	0.4g

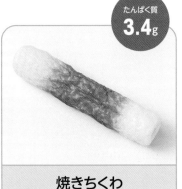

焼きちくわ
中1本30g

エネルギー	脂質	炭水化物
36kcal	0.5g	4.4g

カルシウム	ビタミンD	塩分
5mg	0.3μg	0.6g

黒はんぺん
1枚35g

エネルギー	脂質	炭水化物
42kcal	0.7g	5.3g

カルシウム	ビタミンD	塩分
39mg	1.7μg	0.5g

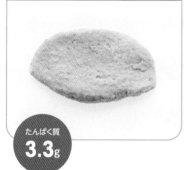

たんぱく質
3.3g

魚肉ソーセージ
1/3本25g

エネルギー	脂質	炭水化物
40kcal	1.6g	3.6g

カルシウム	ビタミンD	塩分
25mg	0.2μg	0.5g

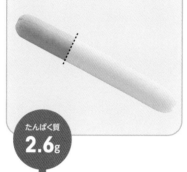

たんぱく質
2.6g

チーズ入りかまぼこ
1本23g

エネルギー	脂質	炭水化物
26kcal	0.5g	3.3g

カルシウム	ビタミンD	塩分
113mg	未測定	0.5g

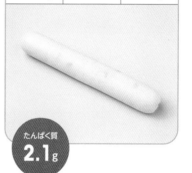

たんぱく質
2.1g

少

たんぱく質
2.8g

たんぱく質
2.5g

たんぱく質
1.5g

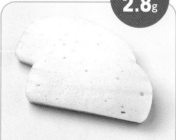

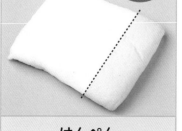

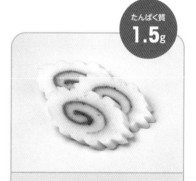

蒸しかまぼこ
1.5cm厚さ2切れ25g

エネルギー	脂質	炭水化物
23kcal	0.1g	2.8g

カルシウム	ビタミンD	塩分
6mg	0.5μg	0.6g

はんぺん
1/4枚25g

エネルギー	脂質	炭水化物
23kcal	0.2g	2.9g

カルシウム	ビタミンD	塩分
4mg	0μg	0.4g

なると巻き
3枚20g

エネルギー	脂質	炭水化物
16kcal	0.1g	2.3g

カルシウム	ビタミンD	塩分
3mg	0μg	0.4g

干物・みそ漬け・粕漬け

生魚と同じく良質のたんぱく源食品で、カルシウムの吸収を高める作用のあるビタミンDも含みます。
塩分が多いため回数を控えつつ、じょうずに利用しましょう。

アジ・開き干し
1枚130g（正味85g）

エネルギー	脂質	炭水化物
128kcal	5.7g	4.5g

カルシウム	ビタミンD	塩分
31mg	2.6μg	1.4g

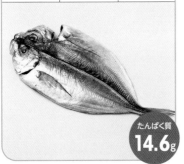

たんぱく質 14.6g

廃棄率35%

イワシ・丸干し
2尾80g（正味68g）

エネルギー	脂質	炭水化物
120kcal	2.9g	4.6g

カルシウム	ビタミンD	塩分
299mg	34.0μg	2.6g

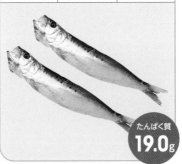

たんぱく質 19.0g

廃棄率15%

目刺し
4尾60g（正味51g）

エネルギー	脂質	炭水化物
105kcal	5.6g	5.8g

カルシウム	ビタミンD	塩分
92mg	5.6μg	1.4g

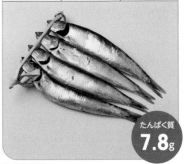

たんぱく質 7.8g

廃棄率15%

サケ・塩ザケ・甘塩
1切れ100g

エネルギー	脂質	炭水化物
183kcal	9.7g	4.4g

カルシウム	ビタミンD	塩分
16mg	23.0μg	1.8g

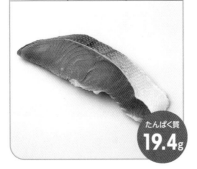

たんぱく質 19.4g

サバ・塩サバ
半身1枚140g

エネルギー	脂質	炭水化物
368kcal	22.8g	8.8g

カルシウム	ビタミンD	塩分
38mg	15.4μg	2.5g

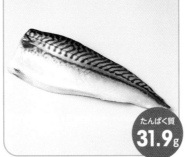

たんぱく質 31.9g

サンマ・開き干し
1枚100g（正味70g）

エネルギー	脂質	炭水化物
162kcal	11.1g	3.6g

カルシウム	ビタミンD	塩分
42mg	9.8μg	0.9g

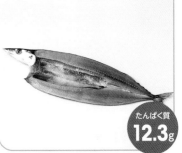

たんぱく質 12.3g

廃棄率30%

シシャモ・生干し
3尾45g

エネルギー	脂質	炭水化物
72kcal	4.5g	2.3g

カルシウム	ビタミンD	塩分
158mg	0.2μg	0.7g

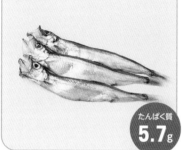

たんぱく質 **5.7g**

輸入品

ホッケ・開き干し
半身155g（正味101g）

エネルギー	脂質	炭水化物
163kcal	8.4g	3.7g

カルシウム	ビタミンD	塩分
172mg	4.6μg	1.8g

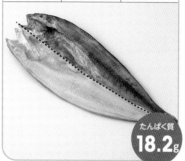

たんぱく質 **18.2g**

廃棄率35%

スモークサーモン
3枚30g

エネルギー	脂質	炭水化物
43kcal	1.3g	微量

カルシウム	ビタミンD	塩分
6mg	8.4μg	1.1g

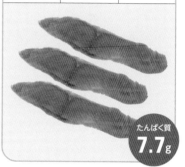

たんぱく質 **7.7g**

ギンダラ・粕漬け
1切れ120g

エネルギー	脂質	炭水化物
252kcal	20.0g	3.6g

カルシウム	ビタミンD	塩分
18mg	4.2μg	2.0g

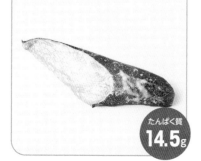

たんぱく質 **14.5g**

キンメダイ・粕漬け
1切れ110g

エネルギー	脂質	炭水化物
162kcal	8.7g	5.0g

カルシウム	ビタミンD	塩分
34mg	2.2μg	2.0g

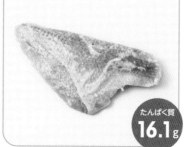

たんぱく質 **16.1g**

サワラ・みそ漬け
1切れ120g

エネルギー	脂質	炭水化物
193kcal	10.1g	4.2g

カルシウム	ビタミンD	塩分
16mg	8.4μg	0.9g

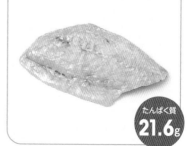

たんぱく質 **21.6g**

魚卵・白子

魚卵や内臓は、1回に食べる量は少量ですが、高たんぱく質な食品です。
一方で、魚卵は脂質やコレステロール、塩分も多く含まれます。

明太子
1/2腹60g

エネルギー	脂質	炭水化物
73kcal	1.4g	4.0g

カルシウム	ビタミンD	塩分
14mg	0.6µg	3.4g

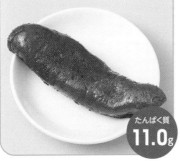

たんぱく質
11.0g

タラコ
1/2腹50g

エネルギー	脂質	炭水化物
66kcal	1.5g	2.6g

カルシウム	ビタミンD	塩分
12mg	0.9µg	2.3g

たんぱく質
10.5g

数の子・塩蔵・水もどし
1本40g

エネルギー	脂質	炭水化物
32kcal	0.6g	0.2g

カルシウム	ビタミンD	塩分
3mg	6.8µg	0.5g

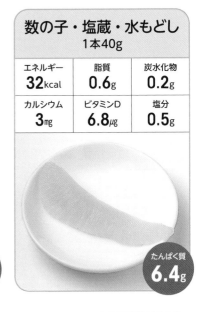

たんぱく質
6.4g

イクラ
大さじ1(18g)

エネルギー	脂質	炭水化物
45kcal	2.1g	1.4g

カルシウム	ビタミンD	塩分
17mg	7.9µg	0.4g

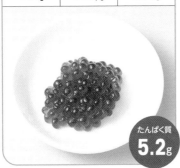

たんぱく質
5.2g

マダラ・白子・生
50g

エネルギー	脂質	炭水化物
30kcal	0.2g	3.3g

カルシウム	ビタミンD	塩分
3mg	1.0µg	0.2g

たんぱく質
3.7g

粒ウニ
大さじ1(25g)

エネルギー	脂質	炭水化物
43kcal	0.9g	5.6g

カルシウム	ビタミンD	塩分
12mg	0µg	2.1g

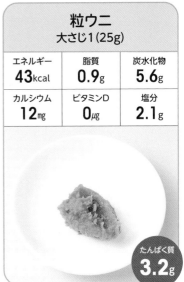

たんぱく質
3.2g

そのほかの魚介加工品

カツオ・削り節の約60%、ちりめんじゃこの約30%がたんぱく質です。
たんぱく質をもう少しとりたいときに、ごはんやおかずに足しやすいのでぜひ常備を。

サクラエビ・乾燥
10g

エネルギー	脂質	炭水化物
29kcal	0.2g	2.0g

カルシウム	ビタミンD	塩分
200mg	0μg	0.3g

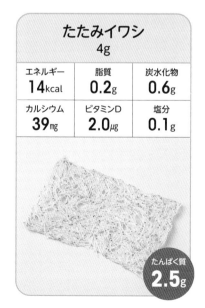

たんぱく質 **4.7g**

ちりめんじゃこ
10g

エネルギー	脂質	炭水化物
19kcal	0.2g	1.0g

カルシウム	ビタミンD	塩分
52mg	6.1μg	0.7g

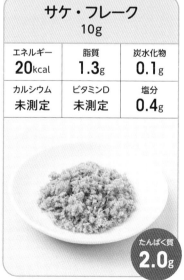

たんぱく質 **3.3g**

カツオ・削り節
5g

エネルギー	脂質	炭水化物
16kcal	0.1g	0.7g

カルシウム	ビタミンD	塩分
2mg	0.2μg	0.1g

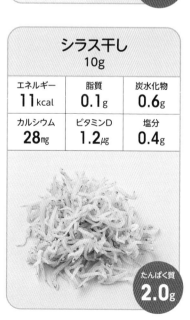

たんぱく質 **3.2g**

たたみイワシ
4g

エネルギー	脂質	炭水化物
14kcal	0.2g	0.6g

カルシウム	ビタミンD	塩分
39mg	2.0μg	0.1g

たんぱく質 **2.5g**

サケ・フレーク
10g

エネルギー	脂質	炭水化物
20kcal	1.3g	0.1g

カルシウム	ビタミンD	塩分
未測定	未測定	0.4g

たんぱく質 **2.0g**

シラス干し
10g

エネルギー	脂質	炭水化物
11kcal	0.1g	0.6g

カルシウム	ビタミンD	塩分
28mg	1.2μg	0.4g

たんぱく質 **2.0g**

肉・魚介の缶詰め使いこなし術

即、調理に使える缶詰めは、たんぱく質を手軽にとることができます。

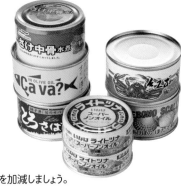

缶詰めの良いところ

- 肉や魚介など、たんぱく質を手軽にとることができるものが多い。
- 骨も皮も丸ごと全部食べられる。
- 缶を開けたら、そのまま食べられる。下処理がいらないので、調理が簡単。
- 火が通っているので調理時間が短縮できる。
- 常温で長期保存できる。

活用法

ポイント

- 塩が添加されているものや調味されているものを調理するときは、調味料を加減しましょう。
- 汁にはうま味や栄養成分がとけ出ているので、料理に入れると調味料代わりにもなります。
- サバ缶など、魚の缶詰めで魚臭さが気になるときは、しょうがや長ねぎ、にんにくなどの香味野菜やレモン、カレー粉などのスパイスを加えるのがおすすめです。

サラダに
ホタテ水煮缶は軽く汁けをきり、大根のせん切りと合わせ、マヨネーズであえる。

ほかの缶詰めでも サケ水煮缶、ツナ油漬缶、ツナ水煮缶、オイルサーディン、カニ水煮缶など魚介の缶詰めすべて合う。

酢の物に
カニ水煮缶ときゅうりの輪切り、わかめを三杯酢であえる。

ほかの缶詰めでも ホタテ水煮缶、ツナ水煮缶、ツナ油漬け缶なども合う。

煮物に
＊和風　サバみそ煮缶を汁ごと、大根や白菜などといっしょに煮る。しょうゆやみりんは好みで少々足す。
＊洋風　サバ水煮缶を汁ごと、好みの野菜やじゃが芋（ひと口大）といっしょに煮る。トマト缶を加えたり、コンソメやカレー粉で味つけしても。

ほかの缶詰めでも ツナ水煮缶、ツナ油漬缶、イワシ水煮缶、ホタテ水煮缶なども合う。

卵とじに
焼きとり缶と水、長ねぎの薄切りを煮て、卵でとじる。ごはんにのせれば親子丼のでき上がり。

ほかの缶詰めでも 牛肉大和煮缶、サンマかば焼き缶なども合う。

春巻きに
春巻きの皮に、コンビーフとキャベツのせん切りをのせて包み、揚げる。

ほかの缶詰めでも 焼きとり缶、サバ水煮缶、ツナ水煮缶なども合う。

炊き込みごはんに
米と水、サケ水煮缶を汁ごと入れ、炊飯器で炊く。

ほかの缶詰めでも ツナ水煮缶、ツナ油漬缶、カニ水煮缶、ホタテ水煮缶なども合う。

サンドイッチに
玉ねぎを薄切りにし、ツナ水煮缶と合わせ、マヨネーズであえてパンにはさむ。

ほかの缶詰めでも サバ水煮缶、ツナ油漬缶、オイルサーディンなども合う。

いため物に
コンビーフをほぐし、細切りにしたキャベツと炒める。

ほかの缶詰めでも 牛肉大和煮缶、焼きとり缶、ツナ油漬缶、サンマかば焼き缶なども合う。

みそ汁・スープに
水、好みの野菜の薄切り、サバ水煮缶を汁ごと合わせて煮てスープに。みそを加えてみそ汁にしてもよい。

ほかの缶詰めでも サケ水煮缶、ツナ水煮缶、ツナ油漬缶なども合う。

アヒージョに
イワシ水煮缶の汁気をしっかりきり、にんにく、赤唐辛子の入ったたっぷりのオリーブオイルで加熱する。仕上げにしょうゆ数滴と細ねぎの小口切りをふると、和風アヒージョに。

ほかの缶詰めでも サバ水煮缶、サバ味そ煮缶、ホタテ水煮缶、コンビーフも合う。

大豆・卵・乳

肉や魚に次ぐ、重要なたんぱく質源となる、大豆、卵、乳。
ビタミンやミネラルもバランスよく含んでいます。
また、大豆は数少ない植物性たんぱく質源です。

大豆加工品① （豆腐・納豆・大豆ミートなど）

畑の肉と呼ばれる大豆はたんぱく質が豊富。
カルシウムや鉄などのミネラルや食物繊維も多く含みます。

大豆・卵・乳

大豆加工品① （豆腐・納豆・大豆ミートなど）

大豆ミート
40g

エネルギー	脂質	炭水化物
127kcal	0.8g	8.9g
カルシウム	鉄	塩分
108mg	3.1mg	0g

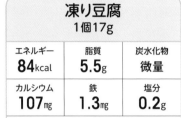

たんぱく質 **17.6g**

乾燥タイプのもの

凍り豆腐
1個17g

エネルギー	脂質	炭水化物
84kcal	5.5g	微量
カルシウム	鉄	塩分
107mg	1.3mg	0.2g

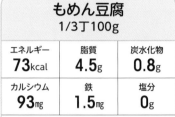

たんぱく質 **8.4g**

もめん豆腐
1/3丁100g

エネルギー	脂質	炭水化物
73kcal	4.5g	0.8g
カルシウム	鉄	塩分
93mg	1.5mg	0g

たんぱく質 **6.7g**

たんぱく質 多

たんぱく質 **15.2g**

たんぱく質 **7.8g**

たんぱく質 **6.4g**

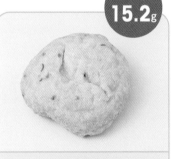

がんもどき
1個100g

エネルギー	脂質	炭水化物
223kcal	16.8g	2.0g
カルシウム	鉄	塩分
270mg	3.6mg	0.5g

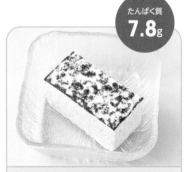

焼き豆腐
1/3丁100g

エネルギー	脂質	炭水化物
82kcal	5.2g	0.6g
カルシウム	鉄	塩分
150mg	1.6mg	0g

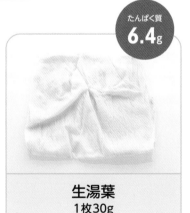

生湯葉
1枚30g

エネルギー	脂質	炭水化物
65kcal	3.7g	1.5g
カルシウム	鉄	塩分
27mg	1.1mg	0g

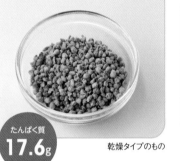

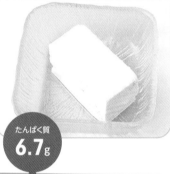

ひきわり納豆
1パック40g

エネルギー	脂質	炭水化物
74kcal	3.9g	2.6g

カルシウム	鉄	塩分
24mg	1.0mg	0g

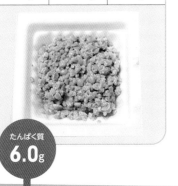

たんぱく質
6.0g

絹ごし豆腐
1/3丁100g

エネルギー	脂質	炭水化物
56kcal	3.2g	0.9g

カルシウム	鉄	塩分
75mg	1.2mg	0g

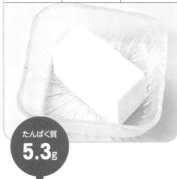

たんぱく質
5.3g

おぼろ豆腐
100g

エネルギー	脂質	炭水化物
56kcal	3.0g	1.9g

カルシウム	鉄	塩分
91mg	0.7mg	0g

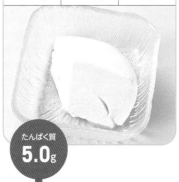

たんぱく質
5.0g

少

たんぱく質
5.8g

たんぱく質
5.2g

たんぱく質
4.6g

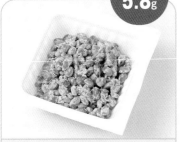

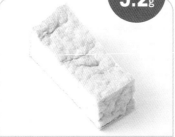

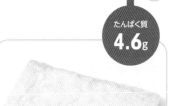

糸引き納豆
1パック40g

エネルギー	脂質	炭水化物
76kcal	3.9g	3.1g

カルシウム	鉄	塩分
36mg	1.3mg	0g

生揚げ
1/4丁50g

エネルギー	脂質	炭水化物
72kcal	5.4g	0.6g

カルシウム	鉄	塩分
120mg	1.3mg	0g

油揚げ
1枚20g

エネルギー	脂質	炭水化物
75kcal	6.2g	0.1g

カルシウム	鉄	塩分
62mg	0.6mg	0g

大豆加工品②（豆乳・おから）

豆乳はゆでた大豆を濾したもの。無調整の豆乳は調理にも使いやすく、
調製豆乳は糖分や塩分などを加えて飲みやすくしてあります。

無調製豆乳
210g

エネルギー	脂質	炭水化物
92kcal	3.8g	6.9g

カルシウム	鉄	塩分
32mg	2.5mg	0g

たんぱく質 **7.1g**

調製豆乳
210g

エネルギー	脂質	炭水化物
132kcal	7.1g	10.1g

カルシウム	鉄	塩分
65mg	2.5mg	0.2g

たんぱく質 **6.5g**

いり大豆
10g

エネルギー	脂質	炭水化物
43kcal	2.0g	1.6g

カルシウム	鉄	塩分
16mg	0.8mg	0g

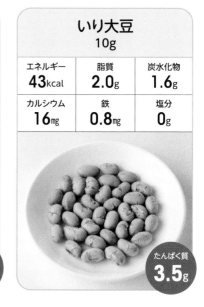

たんぱく質 **3.5g**

きな粉
大さじ1（6g）

エネルギー	脂質	炭水化物
27kcal	1.5g	0.8g

カルシウム	鉄	塩分
11mg	0.5mg	0g

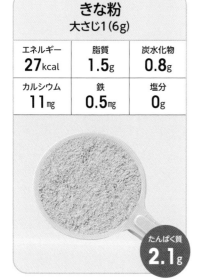

たんぱく質 **2.1g**

おから
30g

エネルギー	脂質	炭水化物
26kcal	1.0g	1.0g

カルシウム	鉄	塩分
24mg	0.4mg	0g

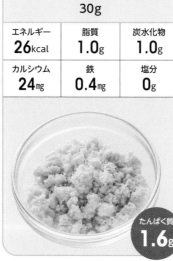

たんぱく質 **1.6g**

おからパウダー
大さじ1（6g）

エネルギー	脂質	炭水化物
20kcal	0.8g	0.8g

カルシウム	鉄	塩分
19mg	0.3mg	0g

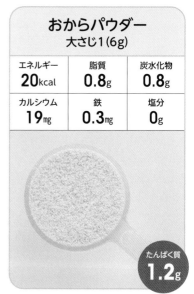

たんぱく質 **1.2g**

大豆ミート・おからパウダー使いこなし術

肉の代わりとして料理に使える「大豆ミート」や、食物繊維がプラスできる「おからパウダー」。
食材の特徴を知れば、よりおいしく手軽に活用できます！

大豆ミートってどんなもの？

- 大豆から取り出したたんぱく質を、肉のような食感や味に加工したもの。
- 必須アミノ酸をバランスよく含む。
- 脂質が少なく、食物繊維を多く含む。
- 乾燥タイプは常温で保存しやすい。

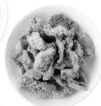

代表的な種類

大きく分けると、常温で保存しやすい乾燥タイプと、水でもどさずにそのまま使えて便利なレトルトタイプがあります。ハンバーグやミートソースなどに加工された商品も市販されています。

● 乾燥タイプには、おもに3つの形状がある。

[ブロック] 厚みがあり煮くずれしにくい。から揚げや酢豚、シチューや角煮に。

[フィレ] やわらかい薄切り状。薄切り肉のようにいため物や煮物などに。

[ミンチ] ひき肉のような状態。ミートソースや肉そぼろなどに。ただし、弾力があるが、粘り気はないので、ハンバーグや肉団子にするときはつなぎが必要。

調理のポイント

- 乾燥タイプは水でもどす必要があるので、袋の表示どおりにもどします。もどしたあと水の濁りがなくなるまでしっかりもみ洗いすると、大豆特有の風味が軽減されます。また、水けはしっかり絞るとよいでしょう。
- 淡泊な食品のため、うま味やこくのある食品や調味料を組み合わせてよく含ませることで、おいしさが増します。
- 脂質が少ないので、油を使った料理にするとこくや味わいが深まります。

おからパウダーってどんなもの？

- おからを乾燥させ、粉末状にしたもの。
- 食物繊維やたんぱく質、カルシウムが豊富。

代表的な種類

● より細かな微粉タイプと粗挽きタイプがある。

[微粉タイプ] 口当たりがなめらかで食べやすい。大豆特有の風味や味わいなども控えめでくせがないので、どのような料理にも使いやすい。

[あらびきタイプ] あらめで大きめ。おからの食感や大豆の味わいも感じやすい。ハンバーグのつなぎやパン粉代わりに使ったり、おからの食感を活かした料理に向く。

活用法

ヨーグルトに混ぜる、汁物やシチュー、そのほかの料理に混ぜたり、小麦粉や片栗粉、マッシュポテトの代わりや一部を置き換えて使うのがおすすめです。風味や特有の食感があるので、慣れるまで少量にするとよいでしょう。

ヨーグルトなどにちょい足し
ヨーグルトや豆乳、ココアなどに大さじ1ほど加えて混ぜる。

カレーやシチューに
器に盛ってから1人分に大さじ1ほど加えて混ぜる。

みそ汁に
みそを入れるときに、1人あたり大さじ1ほど加えて混ぜる。

麻婆豆腐に
ひき肉50gにおからパウダー大さじ1ほどをまぶしておく。後は同じように作る。

卵焼き、いり卵に
といた卵（卵1個分）におからパウダー大さじ1ほど加えてよく混ぜる。

豆水煮

大豆は質の良いたんぱく質食品で、たんぱく質含有量も豆の中でトップです。
また、大豆は骨の健康維持に役立つイソフラボンも含みます。

大豆・水煮缶詰め
1/4カップ40g

エネルギー	脂質	炭水化物
50kcal	2.5g	0.3g
食物繊維	カルシウム	塩分
2.7g	40mg	0.2g

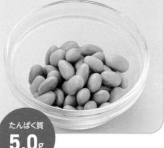

たんぱく質 **5.0g**

ひよこ豆・ゆで
1/4カップ50g

エネルギー	脂質	炭水化物
75kcal	1.1g	9.1g
食物繊維	カルシウム	塩分
5.8g	23mg	0g

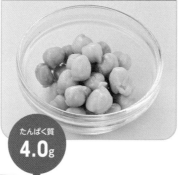

たんぱく質 **4.0g**

えんどう豆・ゆで
1/4カップ40g

エネルギー	脂質	炭水化物
52kcal	0.2g	7.9g
食物繊維	カルシウム	塩分
3.1g	11mg	0g

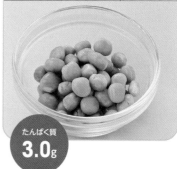

たんぱく質 **3.0g**

たんぱく質 多 ← → 少

たんぱく質 **4.8g**

たんぱく質 **3.0g**

たんぱく質 **2.9g**

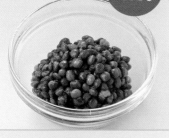

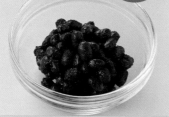

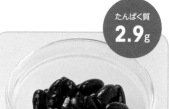

レンズ豆・ゆで
1/4カップ50g

エネルギー	脂質	炭水化物
75kcal	0.3g	10.6g
食物繊維	カルシウム	塩分
4.7g	14mg	0g

あずき・ゆで
1/4カップ40g

エネルギー	脂質	炭水化物
50kcal	0.1g	7.3g
食物繊維	カルシウム	塩分
3.5g	11mg	0g

いんげん豆・ゆで
1/4カップ40g

エネルギー	脂質	炭水化物
51kcal	0.3g	6.3g
食物繊維	カルシウム	塩分
5.4g	25mg	0g

煮豆

ぶどう豆、黒豆、こんぶ豆は大豆の煮豆です。 大豆以外の豆で作る煮豆のたんぱく質は
大豆の半分程度と少なく、主成分は炭水化物です。

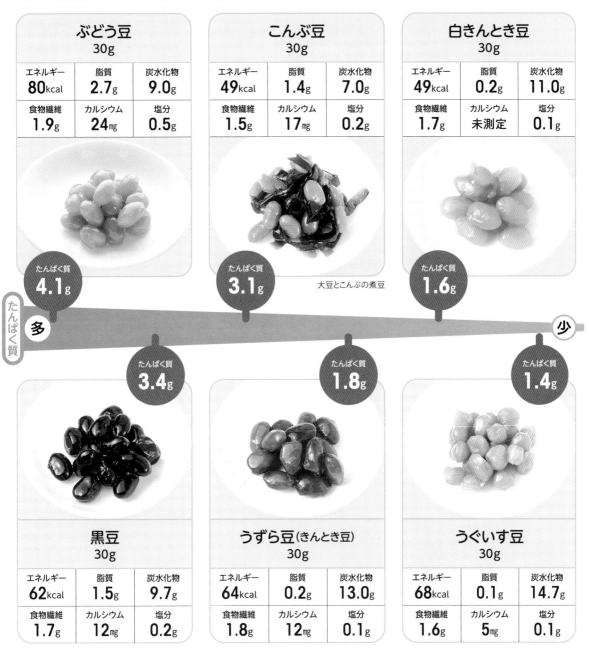

ぶどう豆 30g

エネルギー	脂質	炭水化物
80kcal	2.7g	9.0g

食物繊維	カルシウム	塩分
1.9g	24mg	0.5g

たんぱく質 4.1g

こんぶ豆 30g

エネルギー	脂質	炭水化物
49kcal	1.4g	7.0g

食物繊維	カルシウム	塩分
1.5g	17mg	0.2g

たんぱく質 3.1g

大豆とこんぶの煮豆

白きんとき豆 30g

エネルギー	脂質	炭水化物
49kcal	0.2g	11.0g

食物繊維	カルシウム	塩分
1.7g	未測定	0.1g

たんぱく質 1.6g

たんぱく質 多 → 少

たんぱく質 3.4g

たんぱく質 1.8g

たんぱく質 1.4g

黒豆 30g

エネルギー	脂質	炭水化物
62kcal	1.5g	9.7g

食物繊維	カルシウム	塩分
1.7g	12mg	0.2g

うずら豆(きんとき豆) 30g

エネルギー	脂質	炭水化物
64kcal	0.2g	13.0g

食物繊維	カルシウム	塩分
1.8g	12mg	0.1g

うぐいす豆 30g

エネルギー	脂質	炭水化物
68kcal	0.1g	14.7g

食物繊維	カルシウム	塩分
1.6g	5mg	0.1g

卵

卵は良質なたんぱく質源で、その量は1個あたり6g。
さらに日本人に不足しがちなビタミンB₂やカルシウム、鉄などをバランスよく含みます。

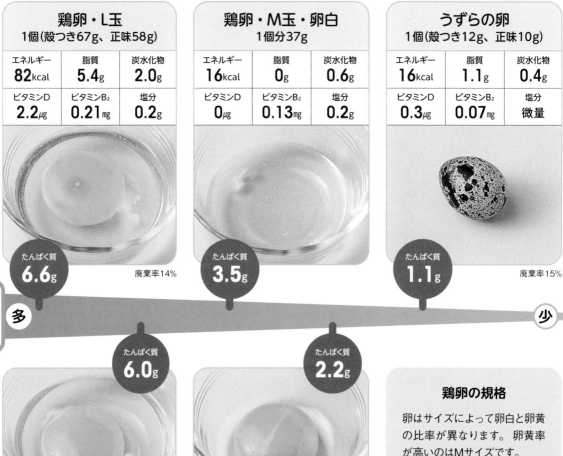

鶏卵・L玉
1個(殻つき67g、正味58g)

エネルギー	脂質	炭水化物
82kcal	5.4g	2.0g

ビタミンD	ビタミンB₂	塩分
2.2μg	0.21mg	0.2g

たんぱく質 6.6g

廃棄率14%

鶏卵・M玉・卵白
1個分37g

エネルギー	脂質	炭水化物
16kcal	0g	0.6g

ビタミンD	ビタミンB₂	塩分
0μg	0.13mg	0.2g

たんぱく質 3.5g

うずらの卵
1個(殻つき12g、正味10g)

エネルギー	脂質	炭水化物
16kcal	1.1g	0.4g

ビタミンD	ビタミンB₂	塩分
0.3μg	0.07mg	微量

たんぱく質 1.1g

廃棄率15%

たんぱく質 多 ←→ 少

たんぱく質 6.0g

たんぱく質 2.2g

鶏卵・M玉
1個(殻つき62g、正味53g)

エネルギー	脂質	炭水化物
75kcal	4.9g	1.8g

ビタミンD	ビタミンB₂	塩分
2.0μg	0.20mg	0.2g

廃棄率14%

鶏卵・M玉・卵黄
1個分16g

エネルギー	脂質	炭水化物
54kcal	4.5g	1.1g

ビタミンD	ビタミンB₂	塩分
1.9μg	0.07mg	微量

鶏卵の規格

卵はサイズによって卵白と卵黄の比率が異なります。卵黄率が高いのはMサイズです。

サイズ	ラベルの色	卵の重量	平均重量	たんぱく質
LL	赤	70〜76g	73g	9.0g
L	橙	64〜70g	67g	8.2g
M	緑	58〜64g	61g	7.5g
MS	青	52〜58g	55g	6.8g
S	紫	46〜52g	49g	6.0g
SS	茶	40〜46g	43g	5.3g

出所:日本養鶏協会およびJA全農たまご株式会社
ホームページ、たんぱく質含有量は編集部作成

卵加工品

卵焼きや卵豆腐など卵を加工した食品は、卵の量が多いほどたんぱく質を多く含みます。
スーパーやコンビニに市販品もあるため、たんぱく質が足りないときのプラスに便利。

温泉卵
1個50g

エネルギー	脂質	炭水化物
73kcal	4.9g	2.0g

ビタミンD	ビタミンB₂	塩分
0.5μg	0.20mg	0.2g

たんぱく質 **5.3g**

うずらの卵・水煮
1個8g

エネルギー	脂質	炭水化物
13kcal	1.0g	0.3g

ビタミンD	ビタミンB₂	塩分
0.2μg	0.03mg	微量

たんぱく質 **0.8g**

ピータン
1/2個32g

エネルギー	脂質	炭水化物
60kcal	4.3g	1.0g

ビタミンD	ビタミンB₂	塩分
2.0μg	0.09mg	0.6g

たんぱく質 **4.4g**

厚焼き卵
50g

エネルギー	脂質	炭水化物
73kcal	4.1g	4.5g

ビタミンD	ビタミンB₂	塩分
1.1μg	0.14mg	0.6g

たんぱく質 **4.7g**

砂糖添加したもの

だし巻き卵
40g

エネルギー	脂質	炭水化物
49kcal	3.2g	1.2g

ビタミンD	ビタミンB₂	塩分
0.9μg	0.11mg	0.5g

たんぱく質 **3.9g**

砂糖添加なしのもの

卵豆腐
1/2パック(50g)

エネルギー	脂質	炭水化物
38kcal	2.3g	1.6g

ビタミンD	ビタミンB₂	塩分
0.3μg	0.09mg	0.5g

たんぱく質 **2.9g**

牛乳・ヨーグルトなど

牛乳や乳製品も良質なたんぱく質源。飲み物はコップ1杯（約200mL）あたりで比較しました。
牛乳のたんぱく質の一部であるホエイに含まれるアミノ酸のロイシンは、筋肉合成を刺激する作用も。

低脂肪乳 210g

エネルギー	脂質	炭水化物
88kcal	2.1g	10.3g

カルシウム	ビタミンB₂	塩分
273mg	0.38mg	0.4g

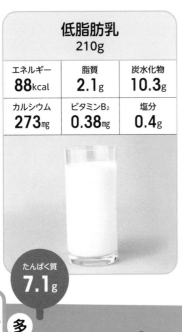

たんぱく質 7.1g

濃厚乳 210g

エネルギー	脂質	炭水化物
147kcal	8.8g	10.1g

カルシウム	ビタミンB₂	塩分
231mg	0.36mg	0.2g

たんぱく質 6.3g

飲むヨーグルト（無脂肪）210g

エネルギー	脂質	炭水化物
120kcal	0g	22.0g

カルシウム	ビタミンB₂	塩分
224mg	未測定	0.2g

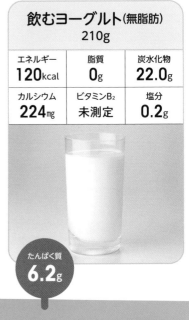

たんぱく質 6.2g

たんぱく質 多

たんぱく質 6.5g

たんぱく質 6.3g

たんぱく質 5.5g

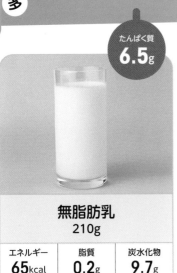

無脂肪乳 210g

エネルギー	脂質	炭水化物
65kcal	0.2g	9.7g

カルシウム	ビタミンB₂	塩分
210mg	0.32mg	0.2g

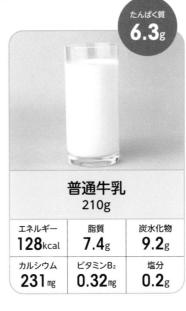

普通牛乳 210g

エネルギー	脂質	炭水化物
128kcal	7.4g	9.2g

カルシウム	ビタミンB₂	塩分
231mg	0.32mg	0.2g

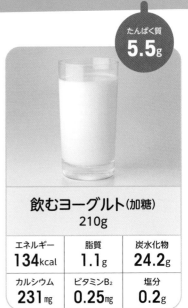

飲むヨーグルト（加糖）210g

エネルギー	脂質	炭水化物
134kcal	1.1g	24.2g

カルシウム	ビタミンB₂	塩分
231mg	0.25mg	0.2g

プレーンヨーグルト・
（無脂肪無糖）1食分80g

エネルギー	脂質	炭水化物
30kcal	0.2g	3.3g
カルシウム	ビタミンB₂	塩分
112mg	0.14mg	0.1g

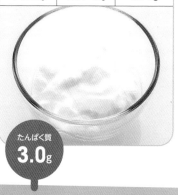

たんぱく質
3.0g

プレーンヨーグルト
（低脂肪無糖）1食分80g

エネルギー	脂質	炭水化物
32kcal	0.7g	3.1g
カルシウム	ビタミンB₂	塩分
104mg	0.15mg	0.1g

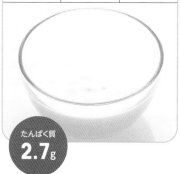

たんぱく質
2.7g

スキムミルク（脱脂粉乳）
大さじ1(6g)

エネルギー	脂質	炭水化物
21kcal	微量	3.3g
カルシウム	ビタミンB₂	塩分
66mg	0.10mg	0.1g

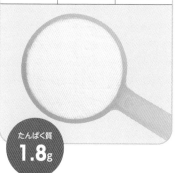

たんぱく質
1.8g

少

たんぱく質
3.0g

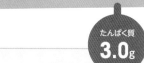
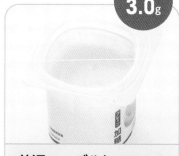

普通ヨーグルト（脱脂加糖）
1個75g

エネルギー	脂質	炭水化物
49kcal	0.2g	8.4g
カルシウム	ビタミンB₂	塩分
90mg	0.11mg	0.2g

たんぱく質
2.6g

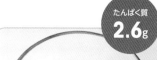
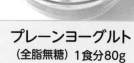

プレーンヨーグルト
（全脂無糖）1食分80g

エネルギー	脂質	炭水化物
45kcal	2.2g	3.0g
カルシウム	ビタミンB₂	塩分
96mg	0.11mg	0.1g

たんぱく質
1.5g

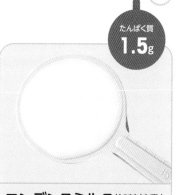

コンデンスミルク（加糖練乳）
大さじ1(21g)

エネルギー	脂質	炭水化物
66kcal	1.8g	11.2g
カルシウム	ビタミンB₂	塩分
55mg	0.08mg	微量

チーズ①

発酵食品であるチーズに含まれるたんぱく質は、発酵・熟成により
消化吸収率が牛乳よりもさらによくなります。

パルメザンチーズ
25g

エネルギー	脂質	炭水化物
111kcal	6.9g	2.0g

カルシウム	ビタミンB2	塩分
325mg	0.17mg	1.0g

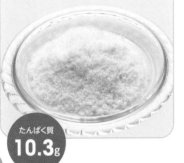

たんぱく質
10.3g

シュレッドチーズ
25g

エネルギー	脂質	炭水化物
92kcal	7.1g	1.0g

カルシウム	ビタミンB2	塩分
210mg	未測定	0.4g

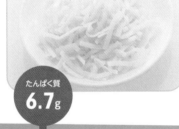

たんぱく質
6.7g

チェダーチーズ
25g

エネルギー	脂質	炭水化物
98kcal	8.0g	0.1g

カルシウム	ビタミンB2	塩分
185mg	0.11mg	0.5g

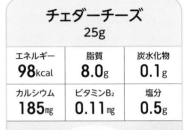

たんぱく質
6.0g

たんぱく質 多

たんぱく質
6.8g

たんぱく質
6.6g

たんぱく質
4.6g

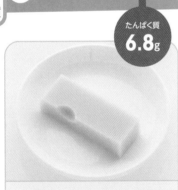

エメンタールチーズ
25g

エネルギー	脂質	炭水化物
100kcal	7.4g	1.5g

カルシウム	ビタミンB2	塩分
300mg	0.12mg	0.3g

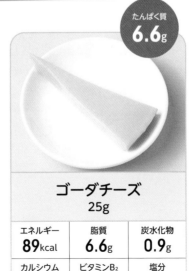

ゴーダチーズ
25g

エネルギー	脂質	炭水化物
89kcal	6.6g	0.9g

カルシウム	ビタミンB2	塩分
170mg	0.08mg	0.5g

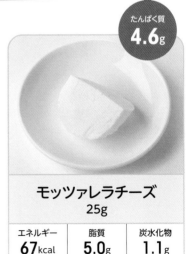

モッツァレラチーズ
25g

エネルギー	脂質	炭水化物
67kcal	5.0g	1.1g

カルシウム	ビタミンB2	塩分
83mg	0.05mg	0.1g

カマンベールチーズ
25g

エネルギー	脂質	炭水化物
73kcal	5.6g	1.1g
カルシウム	ビタミンB₂	塩分
115mg	0.12mg	0.5g

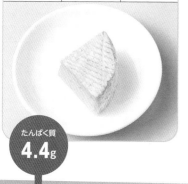

たんぱく質 **4.4g**

カテージチーズ
25g

エネルギー	脂質	炭水化物
25kcal	1.0g	0.6g
カルシウム	ビタミンB₂	塩分
14mg	0.04mg	0.3g

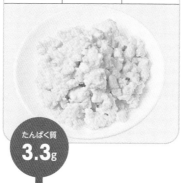

たんぱく質 **3.3g**

リコッタチーズ
25g

エネルギー	脂質	炭水化物
40kcal	2.9g	1.7g
カルシウム	ビタミンB₂	塩分
85mg	0.05mg	0.1g

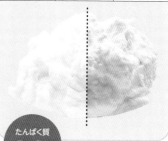

たんぱく質 **1.8g**

少

たんぱく質 **4.4g**

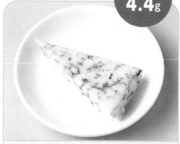

ブルーチーズ
25g

エネルギー	脂質	炭水化物
82kcal	6.5g	1.3g
カルシウム	ビタミンB₂	塩分
148mg	0.11mg	1.0g

たんぱく質 **1.9g**

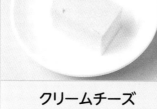

クリームチーズ
25g

エネルギー	脂質	炭水化物
78kcal	7.5g	0.6g
カルシウム	ビタミンB₂	塩分
18mg	0.06mg	0.2g

たんぱく質 **1.0g**

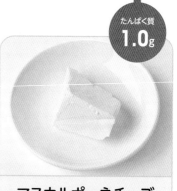

マスカルポーネチーズ
25g

エネルギー	脂質	炭水化物
68kcal	6.3g	1.8g
カルシウム	ビタミンB₂	塩分
38mg	0.04mg	微量

チーズ②

プロセスチーズはたんぱく質が約20%と多く含まれ、カルシウムも豊富です。
ナチュラルチーズに比べて消費期限が長いので常備して、たんぱく質量アップを。

キャンディチーズ
4個20g

エネルギー	脂質	炭水化物
63kcal	4.9g	微量

カルシウム	ビタミンB₂	塩分
126mg	0.08mg	0.6g

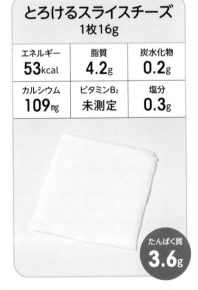

たんぱく質 4.3g

6Pチーズ
1個18g

エネルギー	脂質	炭水化物
56kcal	4.4g	微量

カルシウム	ビタミンB₂	塩分
113mg	0.07mg	0.5g

たんぱく質 3.9g

スライスチーズ
1枚18g

エネルギー	脂質	炭水化物
56kcal	4.4g	微量

カルシウム	ビタミンB₂	塩分
113mg	0.07mg	0.5g

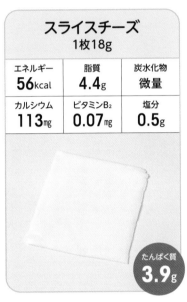

たんぱく質 3.9g

とろけるスライスチーズ
1枚16g

エネルギー	脂質	炭水化物
53kcal	4.2g	0.2g

カルシウム	ビタミンB₂	塩分
109mg	未測定	0.3g

たんぱく質 3.6g

スモークチーズ
2個14g

エネルギー	脂質	炭水化物
49kcal	4.2g	0.3g

カルシウム	ビタミンB₂	塩分
83mg	未測定	0.4g

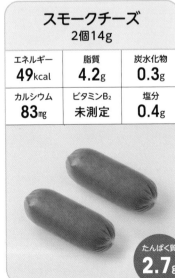

たんぱく質 2.7g

チーズスプレッド
17g

エネルギー	脂質	炭水化物
48kcal	3.9g	0.5g

カルシウム	ビタミンB₂	塩分
78mg	0.06mg	0.4g

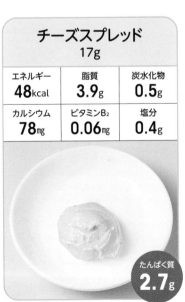

たんぱく質 2.7g

おつまみ・菓子

肉や魚介、豆を加工したおつまみは、たんぱく質を意外に多く含みます。
塩分が高めなので、摂取量に注意して食べましょう。
菓子も選び方次第でたんぱく質摂取につなげることができます。

珍味

肉や魚介の薫製はたんぱく質を30〜50%含む高たんぱく質食品です。
薫製にするさいに塩漬けにするため、塩分量には注意しましょう。

サケ・薫製
20g

エネルギー	脂質	炭水化物
52kcal	1.1g	1.0g
n-3系脂肪酸	カルシウム	塩分
未測定	未測定	1.4g

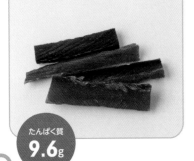

たんぱく質 **9.6g**

焼きカワハギ
2枚20g

エネルギー	脂質	炭水化物
62kcal	0.4g	6.3g
n-3系脂肪酸	カルシウム	塩分
未測定	24mg	1.3g

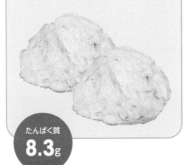

たんぱく質 **8.3g**

さきイカ
20g

エネルギー	脂質	炭水化物
54kcal	0.2g	6.2g
n-3系脂肪酸	カルシウム	塩分
0.08g	5mg	1.4g

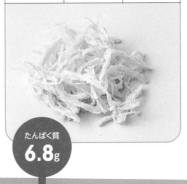

たんぱく質 **6.8g**

たんぱく質 多

たんぱく質 **9.5g**

たんぱく質 **7.9g**

たんぱく質 **6.3g**

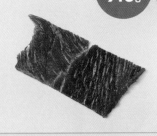

ビーフジャーキー
20g

エネルギー	脂質	炭水化物
61kcal	1.2g	2.8g
n-3系脂肪酸	カルシウム	塩分
0.03g	3mg	1.0g

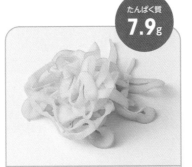

イカ・薫製
30g

エネルギー	脂質	炭水化物
61kcal	0.2g	6.7g
n-3系脂肪酸	カルシウム	塩分
0.12g	3mg	1.8g

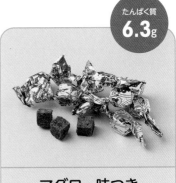

マグロ・味つき
10個20g

エネルギー	脂質	炭水化物
64kcal	0.5g	8.6g
n-3系脂肪酸	カルシウム	塩分
未測定	未測定	0.9g

ホタテ貝柱・味つき
1個20g

エネルギー	脂質	炭水化物
40kcal	1.0g	1.7g
n-3系脂肪酸	カルシウム	塩分
未測定	未測定	0.5g

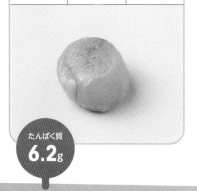

たんぱく質
6.2g

サラミソーセージ
4枚24g

エネルギー	脂質	炭水化物
112kcal	9.6g	0.8g
n-3系脂肪酸	カルシウム	塩分
0.14g	6mg	1.1g

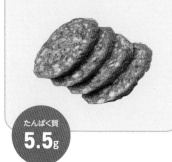

たんぱく質
5.5g

イカ天
2枚22g

エネルギー	脂質	炭水化物
108kcal	5.7g	11.6g
n-3系脂肪酸	カルシウム	塩分
未測定	未測定	0.5g

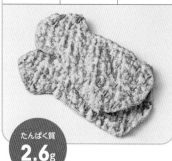

たんぱく質
2.6g

少

たんぱく質
5.9g

たんぱく質
4.0g

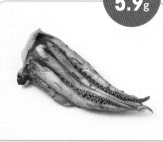

酢イカ
20g

エネルギー	脂質	炭水化物
38kcal	0.4g	2.8g
n-3系脂肪酸	カルシウム	塩分
未測定	未測定	1.1g

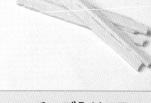

チーズ入りタラ
20g

エネルギー	脂質	炭水化物
69kcal	4.5g	3.2g
n-3系脂肪酸	カルシウム	塩分
未測定	未測定	0.6g

たんぱく質がとれる
菓子やおつまみがある

　肉や魚介を原料としたおつまみや市販菓子があります。たんぱく質をとりたいときに利用しましょう。塩分を含むことが多いので、注意してください。

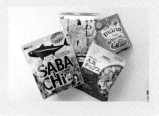

ナッツ

ナッツもたんぱく質がとれます。 抗酸化作用があるビタミンEも豊富。
ビタミンEは動脈硬化予防などが期待されています。

小魚アーモンド 20g

エネルギー	脂質	炭水化物
99kcal	6.5g	5.4g
カルシウム	ビタミンE	塩分
76mg	未測定	0.4g

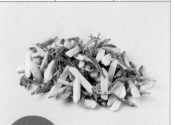

たんぱく質 **5.9**g

落花生・いり(殻なし) 20g

エネルギー	脂質	炭水化物
123kcal	10.1g	2.0g
カルシウム	ビタミンE	塩分
10mg	2.0mg	0g

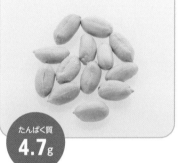

たんぱく質 **4.7**g

アーモンド・フライ味つけ 20g

エネルギー	脂質	炭水化物
125kcal	10.6g	2.1g
カルシウム	ビタミンE	塩分
48mg	4.4mg	0.1g

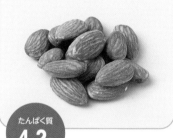

たんぱく質 **4.2**g

たんぱく質 多

たんぱく質 **5.1**g

たんぱく質 **4.5**g

たんぱく質 **3.9**g

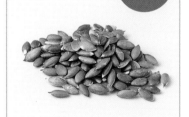

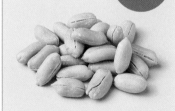

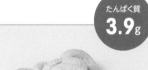
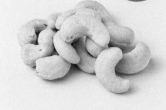

かぼちゃの種・いり味つけ 20g

エネルギー	脂質	炭水化物
118kcal	9.7g	1.8g
カルシウム	ビタミンE	塩分
9mg	0.1mg	微量

バターピーナッツ 20g

エネルギー	脂質	炭水化物
122kcal	10.4g	1.7g
カルシウム	ビタミンE	塩分
10mg	0.4mg	0.1g

カシューナッツ・フライ味つけ 20g

エネルギー	脂質	炭水化物
118kcal	9.6g	3.4g
カルシウム	ビタミンE	塩分
8mg	0.1mg	0.1g

塩豆(塩えんどう)
20g

エネルギー	脂質	炭水化物
64kcal	0.3g	9.8g
カルシウム	ビタミンE	塩分
260mg	微量	0.3g

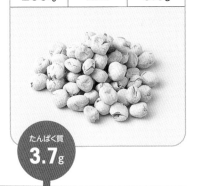

たんぱく質
3.7g

ピスタチオ・いり味つけ
40g(正味22g)

エネルギー	脂質	炭水化物
136kcal	12.3g	1.7g
カルシウム	ビタミンE	塩分
26mg	0.3mg	0.2g

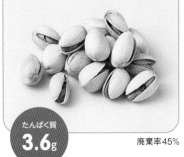

たんぱく質
3.6g

廃棄率45%

松の実・いり
20g

エネルギー	脂質	炭水化物
145kcal	14.1g	1.0g
カルシウム	ビタミンE	塩分
3mg	2.4mg	0g

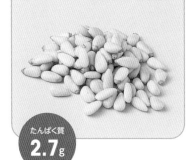

たんぱく質
2.7g

少

たんぱく質
3.6g

たんぱく質
3.6g

たんぱく質
1.5g

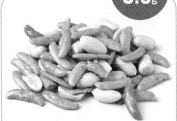

柿の種・ピーナッツ入り
30g

エネルギー	脂質	炭水化物
136kcal	4.2g	20.9g
カルシウム	ビタミンE	塩分
未測定	未測定	0.4g

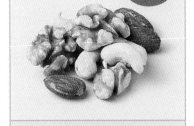

ミックスナッツ
20g

エネルギー	脂質	炭水化物
129kcal	11.5g	2.0g
カルシウム	ビタミンE	塩分
24mg	1.6mg	0.1g

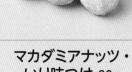

マカダミアナッツ・いり味つけ
20g

エネルギー	脂質	炭水化物
150kcal	15.3g	0.9g
カルシウム	ビタミンE	塩分
9mg	0mg	0.1g

洋菓子

洋菓子に含まれるたんぱく質は、おもに卵や牛乳、ゼラチンなどの動物性たんぱく質と小麦粉の植物性たんぱく質。卵や牛乳が多いほど、たんぱく質がとれます。

おつまみ・菓子

洋菓子

いちごのショートケーキ
1個90g

エネルギー	脂質	炭水化物
283kcal	12.1g	37.4g

食物繊維	カルシウム	塩分
0.8g	31mg	0.2g

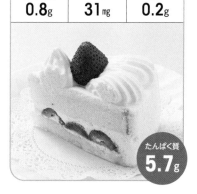

たんぱく質 5.7g

アップルパイ
1個100g

エネルギー	脂質	炭水化物
294kcal	16.0g	33.1g

食物繊維	カルシウム	塩分
1.2g	5mg	0.4g

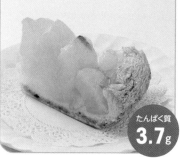

たんぱく質 3.7g

シュークリーム
1個70g

エネルギー	脂質	炭水化物
148kcal	7.3g	16.7g

食物繊維	カルシウム	塩分
0.2g	64mg	0.1g

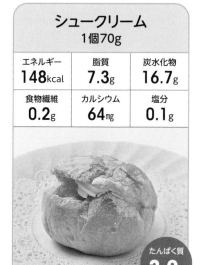

たんぱく質 3.9g

カスタードプリン
1個100g

エネルギー	脂質	炭水化物
116kcal	4.5g	13.8g

食物繊維	カルシウム	塩分
0g	81mg	0.2g

たんぱく質 5.3g

オレンジゼリー
1個95g

エネルギー	脂質	炭水化物
76kcal	0.1g	16.9g

食物繊維	カルシウム	塩分
0.2g	9mg	0g

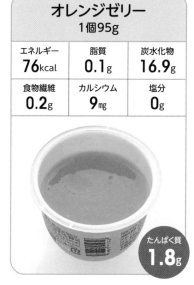

たんぱく質 1.8g

アイスクリーム・高脂肪
75mL(40g)

エネルギー	脂質	炭水化物
82kcal	4.3g	9.4g

食物繊維	カルシウム	塩分
微量	52mg	0.1g

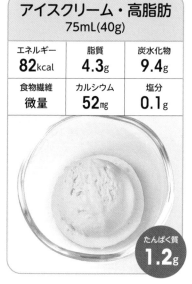

たんぱく質 1.2g

バウムクーヘン
1切れ65g

エネルギー	脂質	炭水化物
293kcal	17.2g	30.5g
食物繊維	カルシウム	塩分
未測定	未測定	0.2g

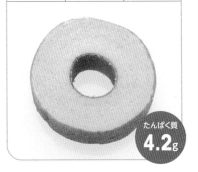

たんぱく質
4.2g

ホットケーキ
1枚50g

エネルギー	脂質	炭水化物
127kcal	2.5g	21.9g
食物繊維	カルシウム	塩分
0.6g	55mg	0.4g

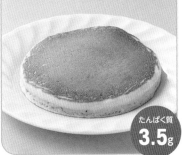

たんぱく質
3.5g

ソフトビスケット
1枚7g

エネルギー	脂質	炭水化物
36kcal	1.7g	4.7g
食物繊維	カルシウム	塩分
0.1g	1mg	微量

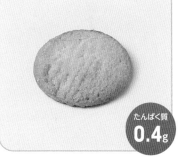

たんぱく質
0.4g

ミルクチョコレート
1/5枚10g

エネルギー	脂質	炭水化物
55kcal	3.3g	5.7g
食物繊維	カルシウム	塩分
0.4g	24mg	微量

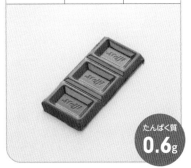

たんぱく質
0.6g

マシュマロ
5個20g

エネルギー	脂質	炭水化物
65kcal	0g	15.9g
食物繊維	カルシウム	塩分
0g	微量	0g

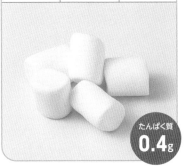

たんぱく質
0.4g

ポップコーン
20g

エネルギー	脂質	炭水化物
94kcal	4.3g	10.8g
食物繊維	カルシウム	塩分
1.9g	1mg	0.3g

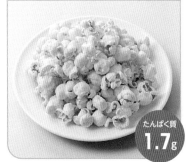

たんぱく質
1.7g

和菓子

せんべいや団子など小麦粉や米だけを材料としたものはたんぱく質が少なく、
あずきや豆を使ったものは、その分たんぱく質が多く含まれます。

おつまみ・菓子

和菓子

ぜんざい(つぶしあん)
1人分150g

エネルギー	脂質	炭水化物
269kcal	0.3g	57.9g

食物繊維	カルシウム	塩分
6.5g	21mg	0.2g

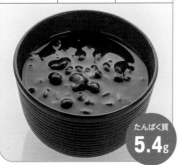

たんぱく質 **5.4g**

どら焼き
1個90g

エネルギー	脂質	炭水化物
263kcal	2.5g	53.9g

食物繊維	カルシウム	塩分
1.7g	20mg	0.4g

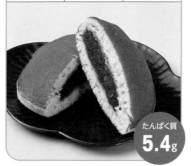

たんぱく質 **5.4g**

大福もち
1個95g

エネルギー	脂質	炭水化物
212kcal	0.3g	46.8g

食物繊維	カルシウム	塩分
1.7g	17mg	0.1g

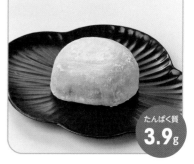

たんぱく質 **3.9g**

カステラ
1切れ50g

エネルギー	脂質	炭水化物
157kcal	2.2g	30.9g

食物繊維	カルシウム	塩分
0.3g	14mg	0.1g

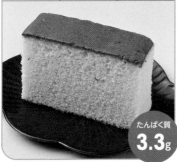

たんぱく質 **3.3g**

練りようかん
1切れ60g

エネルギー	脂質	炭水化物
173kcal	0.1g	40.8g

食物繊維	カルシウム	塩分
1.9g	20mg	0g

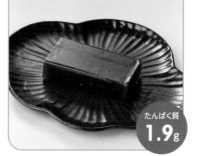

たんぱく質 **1.9g**

串団子・みたらし
1本55g

エネルギー	脂質	炭水化物
107kcal	0.2g	23.9g

食物繊維	カルシウム	塩分
0.2g	2mg	0.3g

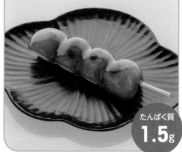

たんぱく質 **1.5g**

南部せんべい・落花生
1枚15g

エネルギー	脂質	炭水化物
63kcal	1.4g	10.5g
食物繊維	カルシウム	塩分
0.5g	4mg	0.1g

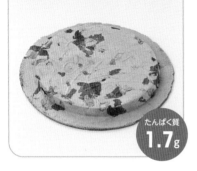

たんぱく質 **1.7g**

しょうゆせんべい
1枚25g

エネルギー	脂質	炭水化物
92kcal	0.2g	20.1g
食物繊維	カルシウム	塩分
0.2g	2mg	0.3g

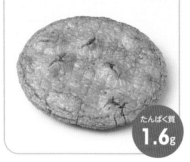

たんぱく質 **1.6g**

歌舞伎揚げ
1枚12g

エネルギー	脂質	炭水化物
65kcal	3.8g	6.8g
食物繊維	カルシウム	塩分
未測定	未測定	0.2g

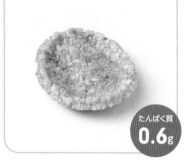

たんぱく質 **0.6g**

かりんとう・黒
5個42g

エネルギー	脂質	炭水化物
176kcal	4.7g	30.2g
食物繊維	カルシウム	塩分
0.5g	28mg	0g

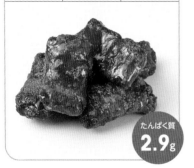

たんぱく質 **2.9g**

おのろけ豆
10個15g

エネルギー	脂質	炭水化物
66kcal	2.1g	9.8g
食物繊維	カルシウム	塩分
0.3g	3mg	0.2g

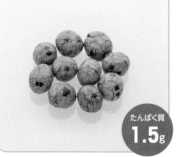

たんぱく質 **1.5g**

ボーロ
25g

エネルギー	脂質	炭水化物
98kcal	0.5g	22.7g
食物繊維	カルシウム	塩分
0g	4mg	微量

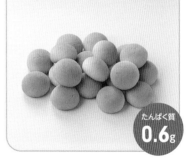

たんぱく質 **0.6g**

野菜・きのこ・海藻・芋・果物に含まれるたんぱく質も見てみよう！

野菜や果物、きのこ、海藻類はビタミン、ミネラル、食物繊維の重要な供給源です。
たんぱく質量はわずかですが、種類によって若干差があります。

野菜

野菜に含まれるビタミンCはコラーゲンの合成に関与します。基本的に野菜のたんぱく質量は少ないですが、その中で、枝豆やそら豆などのマメ科の野菜には、やや多く含まれる傾向があります。

（可食部50gあたり）

食品名	たんぱく質	エネルギー	食物繊維
枝豆・さやつき	5.2g	63kcal	2.5g
そら豆	4.2g	51kcal	1.3g
ブロッコリー	1.9g	19kcal	2.6g
大豆もやし	1.5g	15kcal	1.2g
スイートコーン	1.4g	45kcal	1.5g
竹の子・ゆで	1.2g	16kcal	1.7g
豆苗	1.1g	14kcal	1.1g
カリフラワー	1.1g	14kcal	1.5g

（可食部50gあたり）

食品名	たんぱく質	エネルギー	食物繊維
さやえんどう	0.9g	19kcal	1.5g
ほうれん草	0.9g	9kcal	1.4g
スナップえんどう	0.8g	24kcal	1.3g
もやし（緑豆）	0.6g	8kcal	0.7g
キャベツ	0.5g	11kcal	0.9g
玉ねぎ	0.4g	17kcal	0.8g
きゅうり	0.4g	7kcal	0.6g
トマト	0.3g	10kcal	0.5g

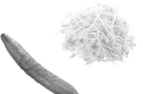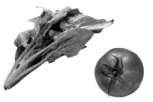

・写真はイメージです

きのこ

全般的にきのこのたんぱく質の量は微量で、種類によってもそれほど差はありません。干ししいたけに多く含まれるビタミンDは、カルシウムの吸収に必要なたんぱく質の合成を助け、骨の健康に役立ちます。

（可食部50gあたり）

食品名	たんぱく質	エネルギー	食物繊維
ひらたけ	1.1g	17kcal	1.3g
生しいたけ	1.0g	13kcal	2.5g
エリンギ	0.9g	16kcal	1.7g
マッシュルーム	0.9g	8kcal	1.0g
えのきたけ	0.8g	17kcal	2.0g
ぶなしめじ	0.8g	13kcal	1.5g

（可食部50gあたり）

食品名	たんぱく質	エネルギー	食物繊維
まいたけ	0.6g	11kcal	1.8g
なめこ	0.4g	7kcal	1.0g

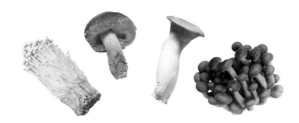

海藻

食物繊維をはじめ、さまざまなビタミン、ミネラルを含みます。海藻のたんぱく質量も、全体的に微量です。海藻の種類による違いも、ほとんどありません。

食品名（重量）	たんぱく質	エネルギー	食物繊維
味付けのり（小3枚3.5g）	1.1g	11kcal	0.9g
焼きのり（全型1枚・3g）	1.0g	9kcal	1.1g
のりの佃煮(8g)	0.9g	12kcal	0.3g
刻みこんぶ(10g)	0.4g	12kcal	3.9g
湯通し塩蔵わかめ・塩抜き(20g)	0.3g	3kcal	0.6g
カットわかめ・もどし*1(20g)	0.2g	3kcal	0.7g

食品名（重量）	たんぱく質	エネルギー	食物繊維
ひじき・ゆで*2(20g)	0.2g	4kcal	1.2g
こんぶ(3g)	0.2g	5kcal	1.0g
めかぶわかめ・生(20g)	0.1g	3kcal	0.7g
もずく塩蔵・塩抜き(20g)	微量	1kcal	0.3g

*1 カットわかめ（乾）1.7gをもどしたもの。
*2 干しひじき2.4gをゆでたもの。

89

芋類

芋類は、ビタミンCが豊富で、調理による損失が少ないのが特徴です。基本的に芋類のたんぱく質量も少ないですが、大和芋や長芋はやや多めです。

（可食部100ｇあたり）

食品名	たんぱく質	エネルギー	食物繊維
大和芋	2.9g	119kcal	2.5g
長芋	1.5g	64kcal	1.0g
じゃが芋	1.3g	59kcal	8.9g
里芋	1.2g	53kcal	2.3g
さつま芋	1.0g	126kcal	2.2g

（可食部100ｇあたり）

食品名	たんぱく質	エネルギー	食物繊維
むらさき芋	0.9g	123kcal	2.5g
しらたき	0.2g	7kcal	2.9g
板こんにゃく	0.1g	5kcal	2.2g

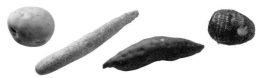

果物

果物は、抗酸化作用のあるビタミンCが豊富です。基本的に果物のたんぱく質量も少ないですが、その中でアボカドやゴールデンキウイにはやや多く含まれます。

（可食部100ｇあたり）

食品名	たんぱく質	エネルギー	食物繊維
アボカド	1.6g	176kcal	5.6g
ゴールデンキウイ	1.1g	63kcal	1.4g
キウイフルーツ	0.8g	51kcal	2.6g
いちご	0.7g	31kcal	1.4g
バナナ	0.7g	93kcal	1.1g
いちじく	0.4g	57kcal	1.9g

（可食部100ｇあたり）

食品名	たんぱく質	エネルギー	食物繊維
パイナップル	0.4g	54kcal	1.2g
みかん	0.4g	49kcal	0.4g
ブルーベリー	0.3g	48kcal	3.3g
りんご	0.1g	53kcal	1.4g

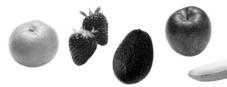

・写真はイメージです

たんぱく質
補助食品

たんぱく質を強化した食品や補給しやすい食品が市販されています。
たんぱく質は食事からとるのが基本ですが、忙しくて欠食しがちな人や、
食欲が低下して栄養が不足しているシニアなどは、
これらの食品を活用するのも一つです。

たんぱく質補助食品ほか①

食欲がないときや忙しくて食事がとれないときに、たんぱく質を手軽に補える市販品です。
たんぱく質量は商品によって異なるので、パッケージの表示を確認しましょう。

明治メイバランス Mini カップ バナナ味 1本125ml

エネルギー	脂質	炭水化物
200kcal	5.6g	31.8g
食物繊維	カルシウム	塩分
2.5g	120mg	0.3g

明治

たんぱく質 7.5g

(ザバス) MILK PROTEIN 脂肪0 ココア風味 1本200ml

エネルギー	脂質	炭水化物
103kcal	0g	10.8g
食物繊維	カルシウム	塩分
0~0.7g	476mg	0.3g

明治

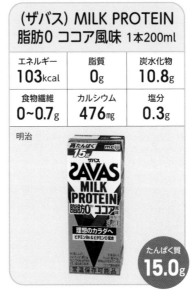

たんぱく質 15.0g

リハたいむゼリー もも味 1袋120g

エネルギー	脂質	炭水化物
100kcal	0g	15.0g
食物繊維	カルシウム	塩分
未測定	5mg	微量

クリニコ

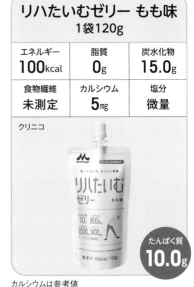

たんぱく質 10.0g

カルシウムは参考値

ジョグメイト プロテイン ゼリー 1袋180g

エネルギー	脂質	炭水化物
100kcal	0g	17.0g
食物繊維	カルシウム	塩分
2g	250mg	0.03~0.13g

大塚製薬

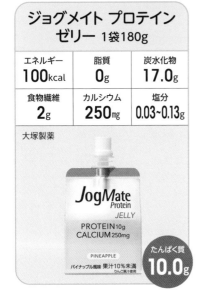

たんぱく質 10.0g

「アミノバイタル®」ゼリードリンク SUPER SPORTS 1袋100g

エネルギー	脂質	炭水化物
100kcal	0g	21.7g
食物繊維	カルシウム	塩分
0.2g	未測定	0.1g

味の素

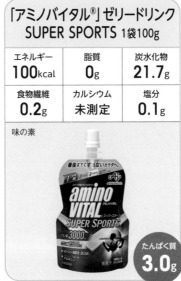

たんぱく質 3.0g

明治 TANPACT アイスバーバナナオレ 1本48ml

エネルギー	脂質	炭水化物
68kcal	3.1g	6.7g
食物繊維	カルシウム	塩分
未測定	未測定	0.1g

明治

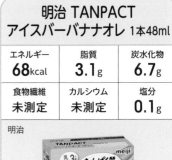
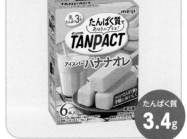

たんぱく質 3.4g

1箱6本入り

PROFITささみプロテインバー（コンソメ味）1本65g

エネルギー	脂質	炭水化物
71kcal	0.5g	5.0g

食物繊維	カルシウム	塩分
0g	未測定	1.1g

丸善

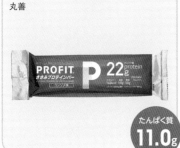

たんぱく質 **11.0g**

1袋130g（65g×2本）

フィッシュプロテインバー 5種のチーズの帆立グラタン風 1本60g

エネルギー	脂質	炭水化物
73kcal	2.6g	4.2g

食物繊維	カルシウム	塩分
未測定	未測定	0.9g

鈴廣かまぼこ

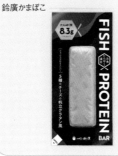

たんぱく質 **8.3g**

1本満足バー プロテインチョコ 1本39g

エネルギー	脂質	炭水化物
195kcal	8.5g	12.1g

食物繊維	カルシウム	塩分
0.4~1.8g	未測定	0.3~0.6g

アサヒグループ食品

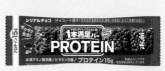

たんぱく質 **18g**

ザバス アドバンスト ホエイプロテイン100 ココア味 1食28gあたり

エネルギー	脂質	炭水化物
108kcal	1.7g	3.1g

食物繊維	カルシウム	塩分
未測定	未測定	0.3~0.8g

明治

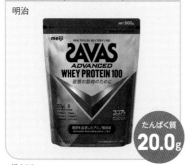

たんぱく質 **20.0g**

1袋900g

タンパク生活 小さじ2（5.6g）

エネルギー	脂質	炭水化物
21.0kcal	0.1g	0.1g

食物繊維	カルシウム	塩分
未測定	未測定	0.1g

森永乳業

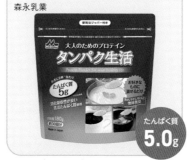

たんぱく質 **5.0g**

1袋180g（約30回分）

明治メイプロテイン 1包6.3g

エネルギー	脂質	炭水化物
23kcal	0g	0.6g

食物繊維	カルシウム	塩分
未測定	78mg	0.1g

明治

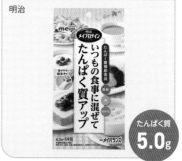

たんぱく質 **5.0g**

1袋14包入り

たんぱく質補助食品ほか②

たんぱく質が不足しがちな人は、ヨーグルトや牛乳といった、普段食べている食品を
たんぱく質を強化したものに変えるのも手です。手軽に多くのたんぱく質をとれます。

「ダノンオイコス」ヨーグルト プレーン・加糖 1個113g

エネルギー	脂質	炭水化物
92kcal	0g	12.3g

食物繊維	カルシウム	塩分
非公開	119mg	0.1g

ダノンジャパン

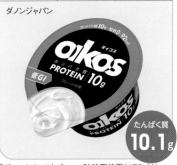

たんぱく質 **10.1g**

「ダノンオイコス」プレーン砂糖不使用(170g)は
たんぱく質含有量18g

ギリシャヨーグルト パルテノ プレーン砂糖不使用 1個100g

エネルギー	脂質	炭水化物
99kcal	4.3g	4.9g

食物繊維	カルシウム	塩分
未測定	113mg	0.1g

森永乳業

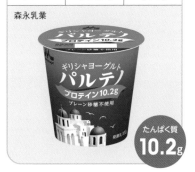

たんぱく質 **10.2g**

ザバス MILK PROTEIN のむヨーグルト 脂肪0 甘さひかえめ 1本200g

エネルギー	脂質	炭水化物
140kcal	0g	20.2g

食物繊維	カルシウム	塩分
0~1.2g	368mg	0.4g

明治

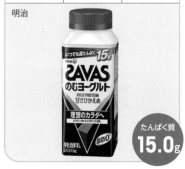

たんぱく質 **15.0g**

北海道 のむヨーグルト 朝のミルク たんぱく 甘さひかえめ 1本250g

エネルギー	脂質	炭水化物
176kcal	3.5g	19.5g

食物繊維	カルシウム	塩分
未測定	263mg	0.2g

よつ葉乳業

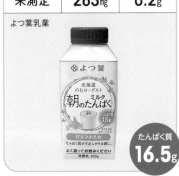

たんぱく質 **16.5g**

PREMiL Blue 200mlあたり

エネルギー	脂質	炭水化物
115kcal	2.3g	13.4g

食物繊維	カルシウム	塩分
未測定	480mg	0.3g

森永乳業

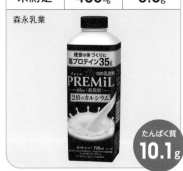

たんぱく質 **10.1g**

1本720ml

森永のおいしい高たんぱく 高カルシウム 200mlあたり

エネルギー	脂質	炭水化物
104kcal	0.3g	15.1g

食物繊維	カルシウム	塩分
未測定	368mg	0.3g

森永乳業

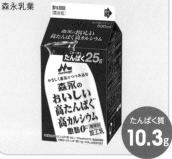

たんぱく質 **10.3g**

1本500ml

明治TANPACT ベビーチーズ
カルシウム&ビタミンD入り 1個11.3g

エネルギー	脂質	炭水化物
35kcal	2.8g	0~0.7g

食物繊維	カルシウム	塩分
未測定	260mg	0.3g

明治

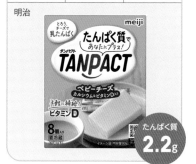

たんぱく質
2.2g

1箱8個入り

「たんぱく質がしっかり摂れる味噌汁」
なすと油揚げ 1食分15.9g

エネルギー	脂質	炭水化物
65kcal	1.3~2.7g	3.9g

食物繊維	カルシウム	塩分
未測定	未測定	1.3g

味の素

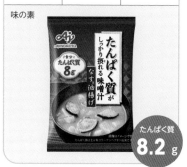

たんぱく質
8.2 g

クノール®「たんぱく質がしっかり摂れる
スープ」コーンクリーム 1食分29.2g

エネルギー	脂質	炭水化物
130kcal	3.6g	16.0g

食物繊維	カルシウム	塩分
未測定	160mg	1.0g

味の素

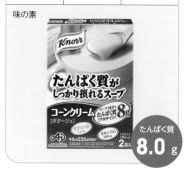

たんぱく質
8.0 g

カップヌードルPRO
高たんぱく&低糖質 1食74g

エネルギー	脂質	炭水化物
274kcal	16.8g	35.4g

食物繊維	カルシウム	塩分
20.1g	105mg	4.8g

日清食品

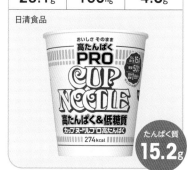

たんぱく質
15.2g

150kcalマイサイズ ホールケア
たんぱく質10g バターチキンカレー 1食130g

エネルギー	脂質	炭水化物
147kcal	8.1g	8.9g

食物繊維	カルシウム	塩分
0.8g	未測定	1.7g

大塚食品

たんぱく質
10.1g

150kcalマイサイズ ホールケア
たんぱく質10g キーマカレー 1食130g

エネルギー	脂質	炭水化物
146kcal	5.2g	16.2g

食物繊維	カルシウム	塩分
4.0g	未測定	1.8g

大塚食品

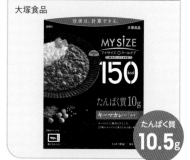

たんぱく質
10.5g

たんぱく質補助食品ほか③

パンやめん類、菓子にもたんぱく質を強化した便利な食品があります。
通常の食品と比較するとたんぱく質が多い分、炭水化物はやや控えめです。

マ・マー 早ゆでスパゲティ FineFast 高たんぱくタイプ 1食100g

エネルギー	脂質	炭水化物
359kcal	1.5~3.2g	64.2g

食物繊維	カルシウム	塩分
未測定	未測定	微量

日清製粉ウェルナ

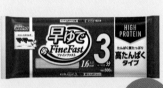

たんぱく質 **20.3g**

1袋300g

一食分のたんぱく質が とれる細うどん 1食90g

エネルギー	脂質	炭水化物
310kcal	2.0g	55.7g

食物繊維	カルシウム	塩分
未測定	未測定	3.3g

はくばく

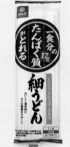

たんぱく質 **17.2g**

1袋2人前180g

BASE BREAD® プレーン 1袋(1個)69g

エネルギー	脂質	炭水化物
205kcal	5.4g	23.9g

食物繊維	カルシウム	塩分
3.2g	114mg	0.5g

BASE FOOD

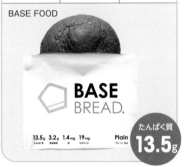

たんぱく質 **13.5g**

Granola＋ プロテイン 1食60g

エネルギー	脂質	炭水化物
271kcal	12.6g	30.6g

食物繊維	カルシウム	塩分
8.4g	192mg	0.3g

カルビー

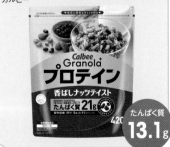

たんぱく質 **13.1g**

1袋420g

明治TANPACT チーズビスケット ミルクチョコレート 1袋(3枚)27g

エネルギー	脂質	炭水化物
138kcal	7.4g	14.6g

食物繊維	カルシウム	塩分
1.4g	71mg	0.5g

明治

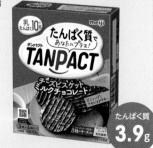

たんぱく質 **3.9g**

1箱3枚×4袋入り

明治TANPACT ミルク&コーヒー 1本200ml

エネルギー	脂質	炭水化物
100kcal	4.6g	5.0g

食物繊維	カルシウム	塩分
0.2~1.5g	320mg	0.3g

明治

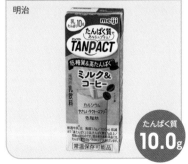

たんぱく質 **10.0g**

総菜・外食

スーパーやコンビニ、外食で人気のメニューのたんぱく質や
主要な栄養データを紹介します。
お店によって差はありますがおよその目安がわかります。
パッケージやメニュー表に栄養表示がある場合はぜひチェックしましょう。

肉のおかず

ごはんは茶わん1杯(150g)でたんぱく質4gです。 残りのたんぱく質はおかずからとります。
主菜のたんぱく質だけで足りないときは、副菜にたんぱく質の多い小鉢を選んで組み合わせましょう。

豚角煮
120g

エネルギー	脂質	炭水化物
337kcal	22.7g	10.3g

鉄	ビタミンB₁	塩分
0.6mg	0.85mg	2.0g

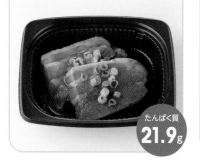

たんぱく質 21.9g

鶏肉のから揚げ
95g(3個)

エネルギー	脂質	炭水化物
292kcal	16.3g	16.2g

鉄	ビタミンB₁	塩分
1.0mg	0.11mg	2.4g

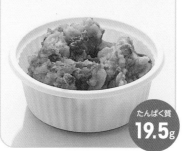

たんぱく質 19.5g

レバにらいため
100g

エネルギー	脂質	炭水化物
191kcal	9.5g	9.7g

鉄	ビタミンB₁	塩分
11.9mg	0.32mg	1.4g

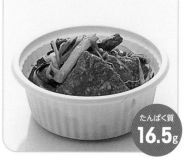

たんぱく質 16.5g

酢豚
155g

エネルギー	脂質	炭水化物
370kcal	24.1g	21.1g

鉄	ビタミンB₁	塩分
0.7mg	0.64mg	1.4g

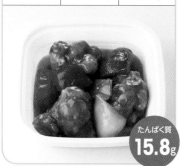

たんぱく質 15.8g

肉団子のドミグラスソース
100g

エネルギー	脂質	炭水化物
220kcal	15.3g	6.5g

鉄	ビタミンB₁	塩分
1.0mg	0.60mg	1.6g

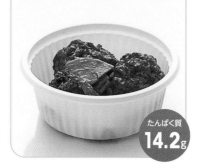

たんぱく質 14.2g

シューマイ
6個126g

エネルギー	脂質	炭水化物
241kcal	11.0g	25.1g

鉄	ビタミンB₁	塩分
1.1mg	0.20mg	1.6g

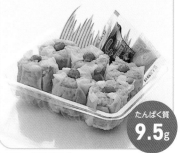

たんぱく質 9.5g

しょうゆ、からし含まず

メンチカツ
1個75g

エネルギー	脂質	炭水化物
205kcal	13.3g	12.2g

鉄	ビタミンB₁	塩分
0.9mg	0.11mg	0.7g

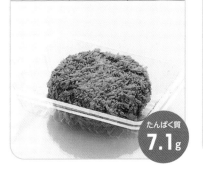

たんぱく質 7.1g

春巻き
2本100g

エネルギー	脂質	炭水化物
244kcal	15.8g	17.3g

鉄	ビタミンB₁	塩分
0.4mg	0.17mg	1.2g

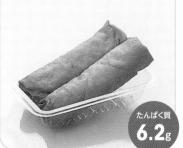

たんぱく質 6.2g

筑前煮
150g

エネルギー	脂質	炭水化物
128kcal	5.0g	13.2g

鉄	ビタミンB₁	塩分
0.8mg	0.06mg	1.7g

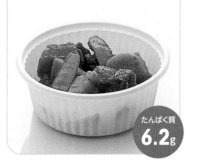

たんぱく質 6.2g

ギョーザ
3個90g

エネルギー	脂質	炭水化物
188kcal	9.0g	21.0g

鉄	ビタミンB₁	塩分
0.5mg	0.13mg	1.1g

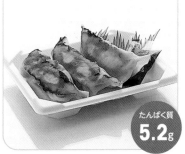

たんぱく質 5.2g

肉じゃが
120g

エネルギー	脂質	炭水化物
94kcal	1.3g	15.0g

鉄	ビタミンB₁	塩分
1.0mg	0.06mg	1.4g

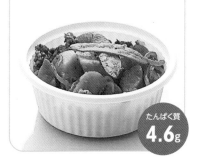

たんぱく質 4.6g

アメリカンドッグ
1本100g

エネルギー	脂質	炭水化物
313kcal	14.3g	42.6g

鉄	ビタミンB₁	塩分
未測定	未測定	1.7g

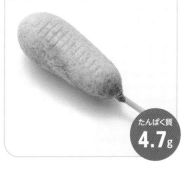

たんぱく質 4.7g

しょうゆ含まず

魚のおかず

魚の焼き物や煮物も、たんぱく質を多くとりやすいおかずです。
n-3系脂肪酸(DHA・EPA)や、ビタミンDもとれます。

ホッケの塩焼き
200g

エネルギー	脂質	炭水化物
269kcal	14.1g	6.0g

n-3系脂肪酸	ビタミンD	塩分
3.60g	5.3μg	3.0g

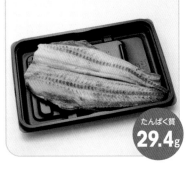

たんぱく質
29.4g

サバのみそ煮
90g

エネルギー	脂質	炭水化物
214kcal	11.9g	10.0g

n-3系脂肪酸	ビタミンD	塩分
1.94g	4.6μg	1.0g

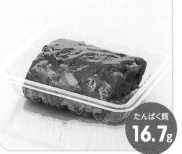

たんぱく質
16.7g

サケの塩焼き
60g

エネルギー	脂質	炭水化物
99kcal	3.0g	3.1g

n-3系脂肪酸	ビタミンD	塩分
0.74g	25.6μg	0.7g

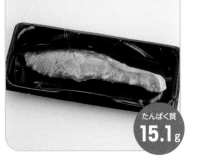

たんぱく質
15.1g

エビとイカのチリソース いため 120g

エネルギー	脂質	炭水化物
179kcal	6.2g	14.4g

n-3系脂肪酸	ビタミンD	塩分
0.59g	0.3μg	1.6g

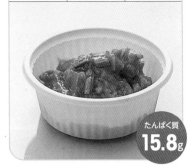

たんぱく質
15.8g

アジフライ
90g

エネルギー	脂質	炭水化物
243kcal	15.3g	11.4g

n-3系脂肪酸	ビタミンD	塩分
1.85g	6.3μg	0.4g

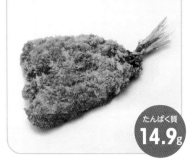

たんぱく質
14.9g

カキフライ
3個100g

エネルギー	脂質	炭水化物
256kcal	10.0g	36.0g

n-3系脂肪酸	ビタミンD	塩分
1.35g	0.1μg	1.0g

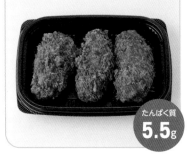

たんぱく質
5.5g

野菜や豆のおかず

野菜のおかずは食物繊維やビタミン、ミネラルの供給源ですが、
肉や魚、卵、大豆が入っているものを選ぶとたんぱく質も摂取できます。

ツナとコーンのサラダ
150g

エネルギー	脂質	炭水化物
107kcal	5.8g	6.8g

食物繊維	カルシウム	塩分
2.3g	51mg	0.3g

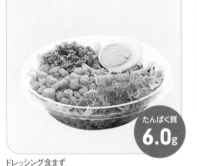

たんぱく質 6.0g

ドレッシング含まず

ブロッコリーとエビのタルタルサラダ 120g

エネルギー	脂質	炭水化物
210kcal	18.9g	2.4g

食物繊維	カルシウム	塩分
3.6g	50mg	1.2g

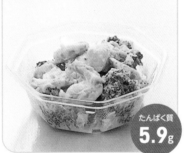

たんぱく質 5.9g

五目白あえ
95g

エネルギー	脂質	炭水化物
95kcal	3.8g	9.7g

食物繊維	カルシウム	塩分
1.8g	97mg	0.6g

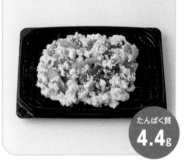

たんぱく質 4.4g

ひじきの煮物
90g

エネルギー	脂質	炭水化物
68kcal	3.2g	5.9g

食物繊維	カルシウム	塩分
3.1g	90mg	1.3g

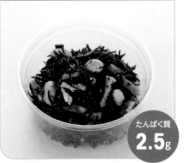

たんぱく質 2.5g

わかめとタコの酢の物
85g

エネルギー	脂質	炭水化物
22kcal	0.1g	2.0g

食物繊維	カルシウム	塩分
1.8g	35mg	1.3g

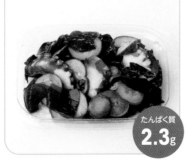

たんぱく質 2.3g

ポテトサラダ
110g

エネルギー	脂質	炭水化物
136kcal	9.4g	7.7g

食物繊維	カルシウム	塩分
6.7g	12mg	0.9g

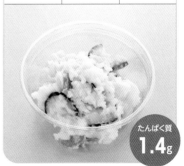

たんぱく質 1.4g

お弁当・軽食

ごはんやめんが主体のものではなく、肉や魚、卵、大豆製品を多く使ったものを選ぶと、
たんぱく質の摂取量を増やすことができます。

塩ザケ弁当

エネルギー	脂質	炭水化物	食物繊維	カルシウム	塩分
650kcal	14.6g	97.8g	7.2g	94mg	3.8g

たんぱく質
25.8g

焼きザケ45g／鶏肉マヨ焼き20g／卵焼き18g／ごはん（ごま含む）225g

五目ちらしずし

エネルギー	脂質	炭水化物	食物繊維	カルシウム	塩分
515kcal	4.2g	94.2g	4.5g	87mg	3.3g

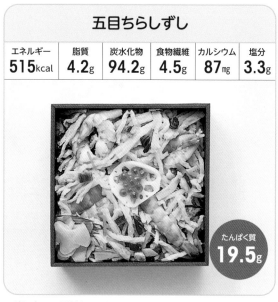

たんぱく質
19.5g

エビ（ゆで）55g／卵焼き40g／イクラ2g／すしめし240g

助六弁当

エネルギー	脂質	炭水化物	食物繊維	カルシウム	塩分
639kcal	5.5g	127.5g	6.9g	70mg	3.8g

たんぱく質
11.9g

太巻き1個50g／いなりずし1個50g／細巻き1個15g

割子そば

エネルギー	脂質	炭水化物	食物繊維	カルシウム	塩分
341kcal	2.8g	63.1g	6.7g	33mg	2.9g

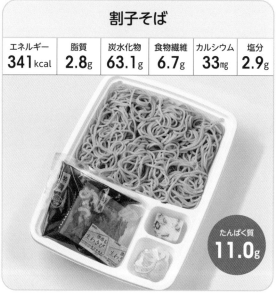

たんぱく質
11.0g

厚焼き卵6g／そば（ゆで）220g

＊102〜105ページでは、料理中のおもなたんぱく質源となる食材やおかずなどの分量を、参考までに欄外に記載しています。

チキンカレー

エネルギー	脂質	炭水化物	食物繊維	カルシウム	塩分
747kcal	27.1g	99.7g	7.7g	43mg	3.0g

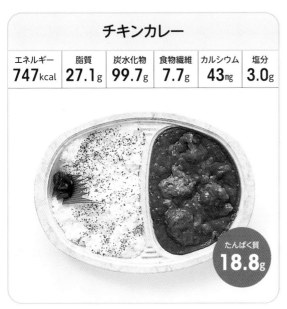

たんぱく質
18.8g

カレー250g／ごはん250g

エビマカロニグラタン

エネルギー	脂質	炭水化物	食物繊維	カルシウム	塩分
276kcal	8.7g	36.5g	3.3g	111mg	2.2g

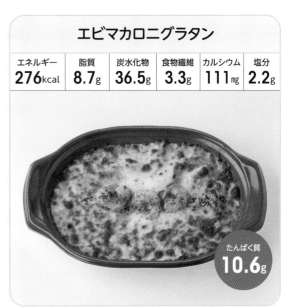

たんぱく質
10.6g

エビマカロニグラタン200g

照り焼きバーガーセット

エネルギー	脂質	炭水化物	食物繊維	カルシウム	塩分
623kcal	30.9g	72.9g	4.7g	47mg	5.1g

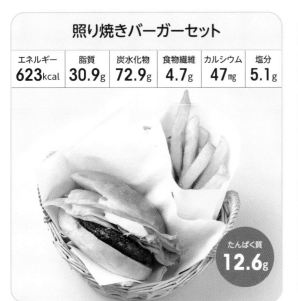

たんぱく質
12.6g

照り焼きハンバーガー175g

たこ焼き

エネルギー	脂質	炭水化物	食物繊維	カルシウム	塩分
260kcal	12.4g	28.3g	0.1g	2mg	2.9g

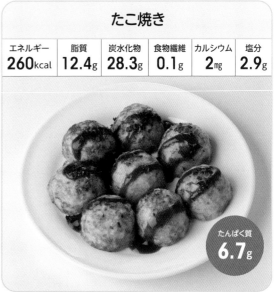

たんぱく質
6.7g

たこ焼き165g

丼

1食で20〜30gのたんぱく質がとれます。丼ものはごはんの量が多く250〜300gあり、ごはんの植物性たんぱく質が5〜6g程度を占めています。

カツ丼

エネルギー	脂質	炭水化物	食物繊維	カルシウム	塩分
1038kcal	38.9g	133.4g	5.9g	56mg	3.1g

たんぱく質 **33.3g**

具290g／ごはん300g

牛丼

エネルギー	脂質	炭水化物	食物繊維	カルシウム	塩分
762kcal	25.2g	110.1g	4.4g	28mg	2.8g

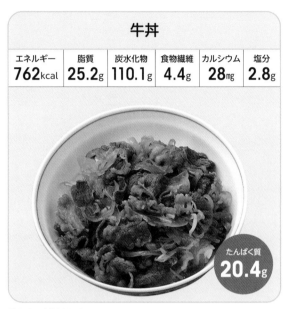

たんぱく質 **20.4g**

具270g／ごはん250g

ウナ重

エネルギー	脂質	炭水化物	食物繊維	カルシウム	塩分
700kcal	19.9g	101.3g	3.8g	163mg	3.0g

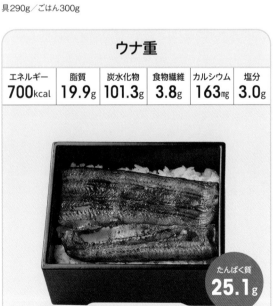

たんぱく質 **25.1g**

かば焼き（たれ含む）125g／ごはん250g

天丼

エネルギー	脂質	炭水化物	食物繊維	カルシウム	塩分
567kcal	8.2g	98.3g	4.5g	88mg	1.9g

たんぱく質 **19.7g**

えび天ぷら（つゆ含む）130g／ごはん250g

＊102〜105ページでは、料理中のおもなたんぱく質源となる食材やおかずなどの分量を、参考までに欄外に記載しています。

めん類

肉や魚などの具がのったものを選びましょう。たんぱく質量は天ぷらそばのえび天は11.1g、
ラーメンの焼き豚は2.4gきつねうどんの油揚げの甘煮は5.2gです。

天ぷらそば

エネルギー	脂質	炭水化物	食物繊維	カルシウム	塩分
424kcal	7.9g	62.0g	6.8g	114mg	5.1g

たんぱく質
21.5g

えび天ぷら65g／そば(ゆで)170g

しょうゆラーメン

エネルギー	脂質	炭水化物	食物繊維	カルシウム	塩分
437kcal	6.2g	73.7g	7.4g	75mg	7.2g

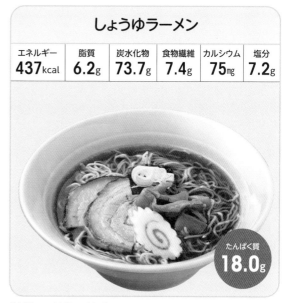

たんぱく質
18.0g

焼き豚15g／中華めん(ゆで)220g

スパゲティミートソース

エネルギー	脂質	炭水化物	食物繊維	カルシウム	塩分
471kcal	6.8g	80.7g	7.5g	37mg	4.5g

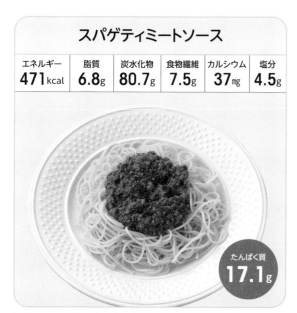

たんぱく質
17.1g

ミートソース100g／スパゲティ(ゆで)250g

きつねうどん

エネルギー	脂質	炭水化物	食物繊維	カルシウム	塩分
401kcal	6.7g	67.5g	4.4g	110mg	6.2g

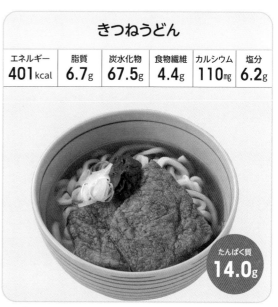

たんぱく質
14.0g

油揚げ(甘煮)50g／うどん(ゆで)220g

定番メニューのたんぱく質比較

居酒屋など外食の定番、天ぷら、焼きとり、おでん、すしのたんぱく質とエネルギー、塩分を紹介します。

天ぷら

揚げ物は食べごたえがありますが、
天ぷらの衣はおもに脂質と
炭水化物でできています。
野菜やきのこだけでなく魚介など
の動物性食品を選び、たんぱく質
を摂取しましょう。

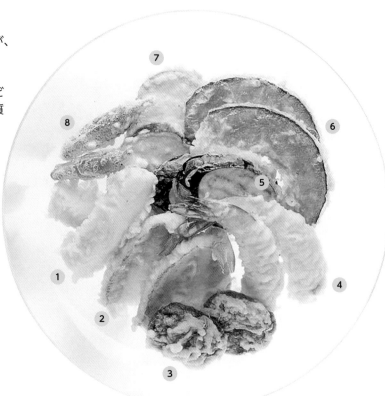

		たんぱく質	エネルギー	塩分
1	**イカ** 1切れ30g	**3.9**g	**53**kcal	**0.1**g
2	**キス** 1尾25g	**4.0**g	**59**kcal	**0.1**g
3	**しいたけ** 1個15g	**0.5**g	**30**kcal	微量
4	**エビ** 1尾20g	**3.4**g	**39**kcal	**0.1**g

		たんぱく質	エネルギー	塩分
5	**なす** 1切れ15g	**0.2**g	**25**kcal	微量
6	**かぼちゃ** 1切れ30g	**0.5**g	**60**kcal	微量
7	**さつま芋** 1切れ25g	**0.3**g	**51**kcal	微量
8	**ししとうがらし** 1本5g	**0.1**g	**9**kcal	**0**g

焼きとり

焼きとりは、高たんぱく質の料理で、網で焼くとき余分な脂肪も落とせます。
皮や内臓(レバーを除く)より、ももや胸などの肉の部位のほうがたんぱく質を多く摂取できます。

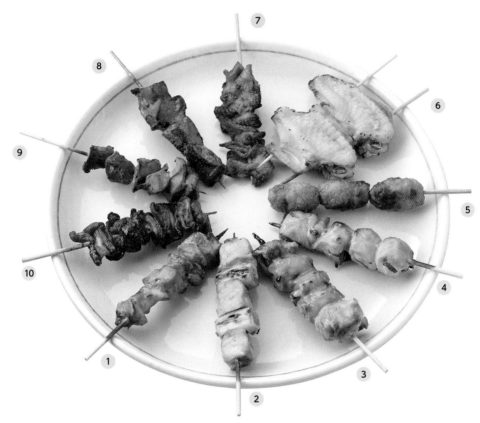

		たんぱく質	エネルギー	塩分
1	**正肉・たれ** 30g	**7.8**g	**91**kcal	**0.3**g
2	**ねぎま・たれ** 50g	**5.5**g	**74**kcal	**0.4**g
3	**アスパラ巻き・たれ** 50g	**3.3**g	**87**kcal	**0.4**g
4	**しそ巻き・たれ** 35g	**7.1**g	**43**kcal	**0.4**g
5	**つくね・たれ** 40g	**7.5**g	**95**kcal	**0.4**g

		たんぱく質	エネルギー	塩分
6	**手羽・塩** 60g(正味40g)	**10.7**g	**123**kcal	**0.4**g
7	**皮・塩** 20g	**1.8**g	**141**kcal	**0.3**g
8	**レバー・たれ** 40g	**7.4**g	**53**kcal	**0.4**g
9	**砂肝・塩** 25g	**3.9**g	**22**kcal	**0.2**g
10	**白もつ・たれ** 25g	**2.9**g	**30**kcal	**0.4**g

107

おでん

卵、練り物、大豆製品などの具から、たんぱく質をとることができます。
練り物は塩分が多いので、ゆで卵や厚揚げ、がんもどきなどと組み合わせてとりましょう。

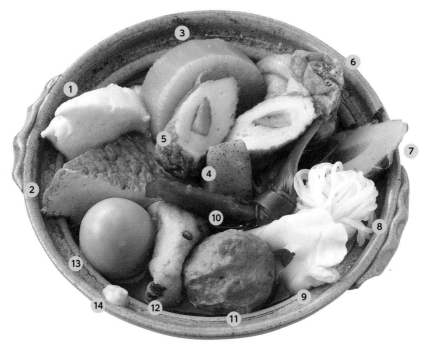

		たんぱく質	エネルギー	塩分
1	**はんぺん** 35g	**3.5**g	**34**kcal	**0.6**g
2	**厚揚げ** 70g	**6.8**g	**96**kcal	**0.2**g
3	**大根** 90g	**0.6**g	**18**kcal	**0.3**g
4	**こんにゃく** 30g	**0.1**g	**3**kcal	**0.1**g
5	**ごぼう巻き** 50g	**4.3**g	**52**kcal	**0.6**g
6	**もち入り袋** 70g	**6.2**g	**168**kcal	**0.2**g
7	**焼きちくわ** 45g	**5.1**g	**54**kcal	**0.9**g

		たんぱく質	エネルギー	塩分
8	**しらたき** 35g	**0.2**g	**4**kcal	**0.2**g
9	**ちくわ麩** 25g	**1.7**g	**41**kcal	**0.1**g
10	**こんぶ** 15g	**0.3**g	**11**kcal	**0.4**g
11	**つみれ** 50g	**6.0**g	**52**kcal	**0.7**g
12	**がんもどき** 40g	**6.1**g	**90**kcal	**0.2**g
13	**ゆで卵** 50g	**5.1**g	**62**kcal	**0.3**g
14	**練りがらし** 2g	**0.1**g	**6**kcal	**0.1**g

すし

魚介のネタはもちろん、卵焼きもたんぱく質が多くとれます。
ネタが大きいほど、たんぱく質量も多くなります。

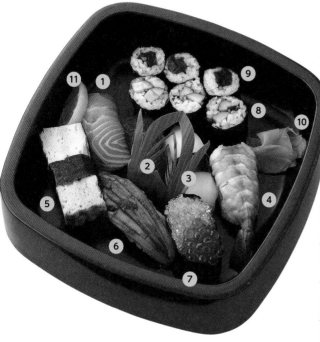

		たんぱく質	エネルギー	塩分
3	にぎり・イカ 1貫(ネタ9g+すし飯15g)	1.6g	30kcal	0.2g
4	にぎり・エビ 1貫(ネタ10g+すし飯15g)	2.7g	34kcal	0.2g
5	にぎり・卵焼き 1貫(ネタ44g+すし飯15g)	4.5g	87kcal	0.7g
6	にぎり・アナゴ 1貫(ネタ10g+すし飯15g)	1.6g	40kcal	0.2g
7	軍艦巻き・イクラ・トビコ 1貫(ネタ12g+すし飯13g)	2.5g	38kcal	0.5g
8	細巻き・きゅうり 3個:(ネタ3g+すし飯10g)×3	0.9g	48kcal	0.3g
9	細巻き・マグロ(赤身) 3個:(ネタ3g+すし飯10g)×3	2.8g	57kcal	0.3g
10	しょうが甘酢漬け 5g	0g	2kcal	0.1g
11	レモン 5g	0g	2kcal	0g
1 ～ 11 の合計		21.8g	420kcal	2.7g

		たんぱく質	エネルギー	塩分
1	にぎり・サーモン 1貫(ネタ11g+すし飯15g)	2.2g	46kcal	0.1g
2	にぎり・マグロ(赤身) 1貫(ネタ12g+すし飯15g)	3.0g	36kcal	0.1g

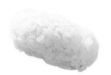

にぎりすし飯 15g

たんぱく質	エネルギー	塩分
0.3g	22kcal	0.1g

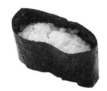

軍艦巻きすし飯 1貫あたり(13g)

たんぱく質	エネルギー	塩分
0.4g	19kcal	0.1g

のり含む

細巻きすし飯 1個あたり(10g)

たんぱく質	エネルギー	塩分
0.3g	16kcal	0.1g

定食・和食

副菜で野菜がしっかりとれる和定食のときには、肉や魚がメインの主菜を選ぶと
たんぱく質をとりやすくなります。みそ汁の具にも大豆製品が入っているとさらにアップ。

焼き魚定食

エネルギー	脂質	炭水化物	食物繊維	カルシウム	塩分
491kcal	6.0g	76.0g	7.0g	214mg	4.4g

たんぱく質
27.2g

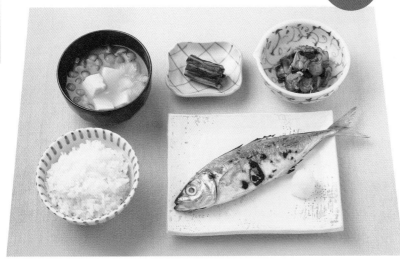

アジの塩焼き 130g（正味86g）

たんぱく質	エネルギー	塩分
18.1g	121kcal	2.0g

大根おろし 20g

たんぱく質	エネルギー	塩分
0.1g	3kcal	0g

きゅうりとわかめの酢の物 115g

たんぱく質	エネルギー	塩分
1.4g	31kcal	0.6g

かぶの葉の塩漬け 20g

たんぱく質	エネルギー	塩分
0.4g	5kcal	0.5g

豆腐となめこのみそ汁 230g

たんぱく質	エネルギー	塩分
3.6g	50kcal	1.4g

ごはん 180g

たんぱく質	エネルギー	塩分
3.6g	281kcal	0g

主菜のバリエーション

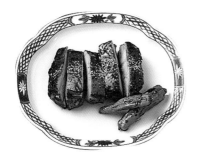

鶏肉の照り焼き

たんぱく質	エネルギー	塩分
18.0g	276kcal	2.2g

鶏肉の照り焼き100g／野菜10g

豚カツ

たんぱく質	エネルギー	塩分
35.0g	807kcal	1.3g

豚カツ180g／ソース10g／からし3g／野菜60g

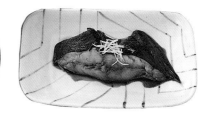

カレイの煮つけ

たんぱく質	エネルギー	塩分
25.8g	171kcal	2.4g

カレイの煮つけ270g

＊料理の重量は調理後の重量です。

定食・洋食

肉や魚がしっかりとれるメニューが豊富。バターなどの乳製品を使う料理ではカルシウムもとれますが、脂質が多くなりがちのため、次の食事で調整を。

ハンバーグセット

エネルギー	脂質	炭水化物	食物繊維	カルシウム	塩分
634kcal	19.7g	87.5g	6.7g	114mg	4.4g

たんぱく質 **21.3g**

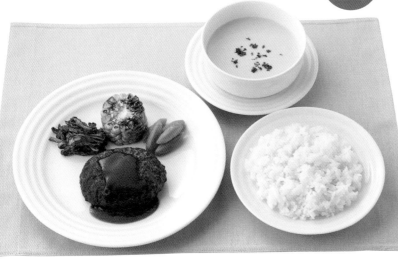

ハンバーグ 130g

たんぱく質	エネルギー	塩分
15.2g	256kcal	1.2g

ソース 25g

たんぱく質	エネルギー	塩分
0.2g	28kcal	1.6g

ほうれん草のソテー 30g

たんぱく質	エネルギー	塩分
0.6g	24kcal	0.5g

焼きとうもろこし 30g(正味21g)

たんぱく質	エネルギー	塩分
0.5g	20kcal	0g

にんじんのグラッセ 20g

たんぱく質	エネルギー	塩分
0.1g	11kcal	0.2g

コーンスープ 100g

たんぱく質	エネルギー	塩分
1.6g	62kcal	0.9g

ごはん 150g

たんぱく質	エネルギー	塩分
3.0g	234kcal	0g

主菜のバリエーション

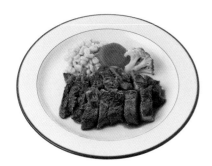

ステーキ

たんぱく質	エネルギー	塩分
26.7g	571kcal	1.1g

ステーキ125g／ソース6g／野菜60g

ビーフシチュー

たんぱく質	エネルギー	塩分
15.9g	422kcal	1.5g

ビーフシチュー300g

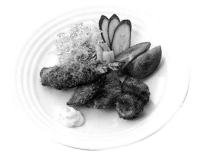

ミックスフライ

たんぱく質	エネルギー	塩分
20.1g	494kcal	1.8g

エビフライ55g／白身魚フライ50g／ホタテフライ40g／タルタルソース20g／野菜135g

定食・中華

中華料理は肉や魚だけでなく、豆腐や卵を使ったメニューも豊富。
前後の食事でとっていないたんぱく質食品を選ぶなどのくふうがしやすくなります。

麻婆豆腐定食

エネルギー	脂質	炭水化物	食物繊維	カルシウム	塩分
555kcal	15.2g	77.1g	6.3g	196mg	6.0g

たんぱく質 **21.8g**

麻婆豆腐 290g

たんぱく質	エネルギー	塩分
16.9g	230kcal	1.8g

わかめスープ 205g

たんぱく質	エネルギー	塩分
0.5g	9kcal	1.4g

ザーサイ 20g

たんぱく質	エネルギー	塩分
0.4g	4kcal	2.7g

ごはん 200g

たんぱく質	エネルギー	塩分
4.0g	312kcal	0g

主菜のバリエーション

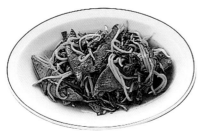
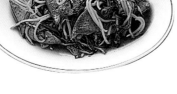

レバにらいため

たんぱく質	エネルギー	塩分
14.9g	202kcal	3.0g

レバにらいため195g

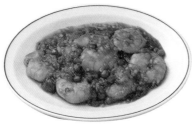

エビチリ

たんぱく質	エネルギー	塩分
17.3g	157kcal	2.0g

エビチリ190g

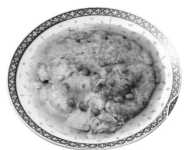

カニ玉

たんぱく質	エネルギー	塩分
24.1g	575kcal	3.6g

カニ玉305g

たんぱく質の
とり方アドバイス

たんぱく質の効率的なとり方、たんぱく質の必要性などを解説します。
たんぱく質をしっかりとって健康な体を作りましょう。

たんぱく質の効果的なとり方
3つのコツ

たんぱく質をより効率よくとるために、まずは以下の3つをおさえましょう！
気になる疑問についてもお答えします。

コツ1

いろいろな食品からバランスよく

　たんぱく質が多い食品というと、肉や魚、卵と思いがちですが、それだけでなく、大豆・大豆製品、乳・乳製品からもバランスよくとることがたいせつです。それは、たんぱく質の構成要素であるアミノ酸の組成や含まれる栄養素が食品によって異なるからです。さまざまな栄養素を過不足なく摂取するためにも、いろいろな食品をとるように心がけましょう。

コツ2

朝・昼・夕に分けてとる

　7ページで解説したように、たんぱく質は1食でまとめてとるのではなく、3食でまんべんなくとるのが効果的です。特に、朝食はたんぱく質の摂取量が少ない人が多い食事です。たんぱく質が充分に補給されない時間が長くなると、筋肉のたんぱく質が失われやすくなります。

コツ3

主食もしっかり食べる

　たんぱく質はおもに体の構成要素ですが、エネルギー源にもなる栄養素です。たんぱく質は常に少量はエネルギーとして使用されていますが、エネルギーの摂取量が不足していると、多くのたんぱく質がエネルギーとして使われてしまいます。まずは、体が必要としているエネルギー量を充分にとるようにしましょう。エネルギーが足りているかの確認のためには、定期的な体重測定をすることが目安になります。体重が減少し続けるときは、使っているエネルギーに比べて、食べているエネルギー量が足りない状態です。

たんぱく質のとり方 Q&A

Q 食品の重量を計るのがめんどうです。

A 肉や魚は手ばかりが簡単！

計量がめんどうであれば、肉や魚であれば、手のひらにのる量を目安にしてみるとよいでしょう。肉や魚であれば80〜100g程度で、１食あたりの目安になります。ほか、卵は1日1個を目安にするのもよいでしょう。

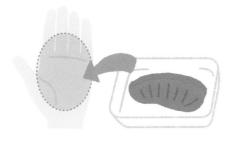

Q たんぱく質はとればとるほどいいの？

A 不足するのもよくないですが、とりすぎてもよくありません。

たんぱく質が足りないと筋肉が衰えたり、体のさまざまな不調が生じますが、とればとっただけ、すべてが筋肉や体の構成要素になるわけではありません。照明のスイッチを何度押しても明るさには限界があるのと同じで、たんぱく質を必要以上に過剰にとっても筋肉にはなりません。また、食品が偏り、特定の栄養素が不足しがちです。自分に適切なたんぱく質量（4ページ）を摂取しましょう。腎機能の低下などでたんぱく質量の制限が必要な人は主治医の指示に従ってください。

Q たんぱく質補助食品はどう利用したらいいの？

A 食事から充分にとれない場合は利用しても。

たんぱく質は食事でとることが基本です。1日に３食バランスよく食事をとっていれば、スポーツ選手のように運動量が極端に多い人ではない限り、最低限のたんぱく質量はほぼとれていると思ってよいでしょう。

ただ、加齢とともに食欲が落ちてしまったり、忙しくて食事がしっかりとれないなど、パンやめん類だけと主食に偏っていたりする場合にたんぱく質補助食品を活用するのもよいでしょう。利用する際は、商品に含まれるたんぱく質量などの栄養成分を確認しましょう。

不足しがちな朝食&昼食の たんぱく質を手軽にアップ！

たんぱく質をとっているつもりでも、意外と足りていないのが、朝食と昼食です。
自分の食事の中のたんぱく質源の食材[1]を確認すれば、およその量をつかめます。
ここでは、1食のたんぱく質20g[2]の人を例に、よくある食事例とアップ法を紹介します。

[1] 肉・魚・大豆製品・卵・乳と主食のごはん・パン・めん（6ページ）。 [2] 自分に必要なたんぱく質量は5ページの方法で計算しましょう。

朝食 ① ごはんと納豆には卵をプラスしてみよう

たんぱく質が足りないときに万能な卵。 生卵やゆで卵を
加えるだけでもよいうえ、汁物に落とし卵をしたり、卵とじ
にしたり、活用しやすいです。しらすは納豆に混ぜても。

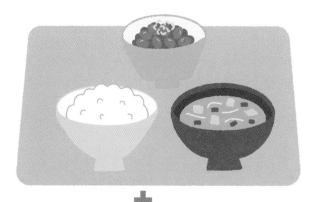

メニュー

● 納豆
　納豆…1パック(40g) `たんぱく質 5.8g`
● ごはん
　ごはん…茶わん1杯(150g)
　`たんぱく質 3.8g`
● 油揚げともやし、にらのみそ汁
　油揚げ…1/4枚(5g)
　`たんぱく質 1.2g`

`たんぱく質 10.8g`

＋

たんぱく質をアップ！

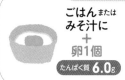

ごはんまたは
みそ汁に
＋
卵1個
`たんぱく質 6.0g`

ごはんに
＋
しらす大さじ1と1/2
`たんぱく質 2.0g`

みそ汁に
＋
油揚げ1/4枚
`たんぱく質 1.2g`

`たんぱく質 9.2g アップ！`

＊7ページと同様にたんぱく質のおもな摂取源の食品に絞ってたんぱく質量を算出しています。
実際には野菜や調味料などにも微量のたんぱく質が含まれるため、数グラム程度増えます。

トーストと目玉焼きには
乳製品を追加してみよう

卵1個だけではたんぱく質は足りません。目玉焼きにハムを足してハムエッグにするとよいでしょう。ヨーグルトや牛乳、チーズなど乳製品も貴重なたんぱく質源です。カルシウムもアップします。

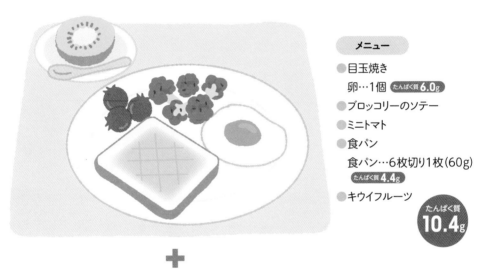

メニュー

● 目玉焼き
　卵…1個　たんぱく質 **6.0g**
● ブロッコリーのソテー
● ミニトマト
● 食パン
　食パン…6枚切り1枚(60g)
　たんぱく質 **4.4g**
● キウイフルーツ

たんぱく質 **10.4g**

+

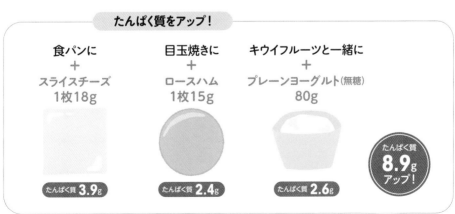

たんぱく質をアップ!

食パンに + スライスチーズ 1枚18g	目玉焼きに + ロースハム 1枚15g	キウイフルーツと一緒に + プレーンヨーグルト(無糖) 80g
たんぱく質 **3.9g**	たんぱく質 **2.4g**	たんぱく質 **2.6g**

たんぱく質 **8.9g** アップ!

昼食①

具が少ないおかめうどんには
もう1品追加を

　うどんやそばは具が少ないものが多いので、冷ややっこや揚げ出し豆腐などたんぱく質源となるものをもう1品足しましょう。うどんには落とし卵やエビ天ぷらを足すのもおすすめです。

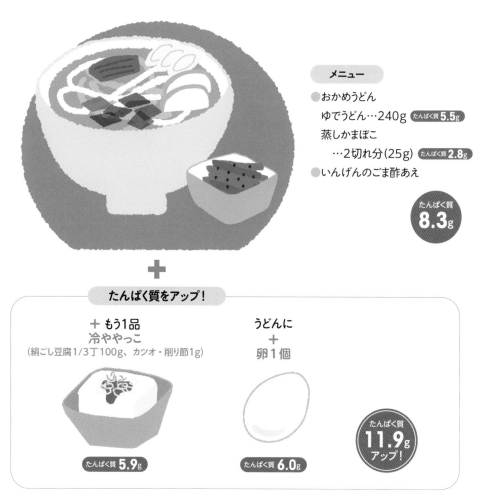

メニュー

- おかめうどん
  ゆでうどん…240g ┃たんぱく質 **5.5**g┃
  蒸しかまぼこ
  …2切れ分(25g) ┃たんぱく質 **2.8**g┃
- いんげんのごま酢あえ

たんぱく質 **8.3**g

＋

たんぱく質をアップ！

＋ もう1品
冷ややっこ
(絹ごし豆腐1/3丁100g、カツオ・削り節1g)

うどんに
＋
卵1個

たんぱく質 **11.9**g アップ！

たんぱく質 **5.9**g

たんぱく質 **6.0**g

＊7ページと同様にたんぱく質のおもな摂取源の食品に絞ってたんぱく質量を算出しています。
　実際には野菜や調味料などにも微量のたんぱく質が含まれるため、数グラム程度増えます。

サンドイッチやおにぎりには、主菜もほしい

　サンドイッチやおにぎりを食べるときは、サラダなどの副菜だけでなく、主菜1品も選びましょう。カツサンドイッチであればたんぱく質は足りますが、それ以外のツナや卵、ハムなどの具では1食分には足りないからです。

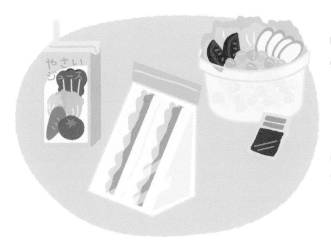

メニュー

● ツナサンドイッチ(1パック90g)
　サンドイッチ用食パン
　　…2枚 たんぱく質 **3.8**g
　ツナ・油漬け
　　…20g たんぱく質 **2.9**g
● コーンサラダ
● 野菜ジュース 1本(200ml)

たんぱく質 **6.7**g

+

たんぱく質をアップ！

＋ もう1品
サラダチキン 1袋60g

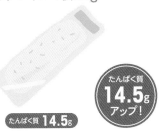

たんぱく質 **14.5**g
アップ！

たんぱく質 **14.5**g

ほかにもあります！

たんぱく質量をアップできる総菜

から揚げ
5個(93g)
たんぱく質 **14.4**g

豆腐バー
1本(75g)
たんぱく質 **11.3**g

ゆで卵
1個
たんぱく質 **6.0**g

119

たんぱく質アップにおすすめ！ ちょい足し食材

たんぱく質をもう少しとりたい、そんなときにちょい足しできる食材を9点紹介します。
ごはんやお浸し、サラダ、スープなどにぜひ加えてください。

トーストやスープに加えて
ロースハム 1枚15g
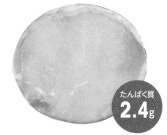
たんぱく質 **2.4**g

お浸しやサラダにプラス
ツナ（マグロ）水煮 20g
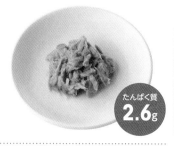
たんぱく質 **2.6**g

裂いても、食べやすく切っても〇
カニ風味かまぼこ 1本15g
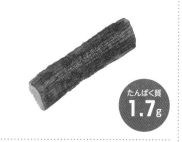
たんぱく質 **1.7**g

和風の副菜にパラリ
カツオ・削り節 1g
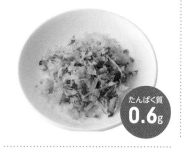
たんぱく質 **0.6**g

ごはんやポテトサラダに
サケ・フレーク 10g
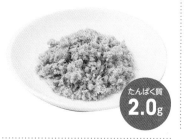
たんぱく質 **2.0**g

ごはんやお浸しに添えて
シラス干し 10g
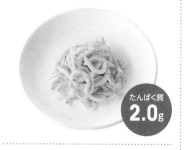
たんぱく質 **2.0**g

サラダやカレーにも
大豆水煮缶詰め 30g
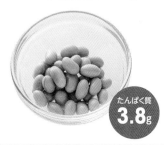
たんぱく質 **3.8**g

ゆでて常備しておくと便利
ゆで卵 M玉1/2個
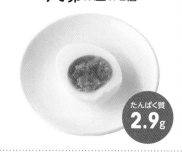
たんぱく質 **2.9**g

洋風おかずに足しやすい
パルメザンチーズ 大さじ1(6g)
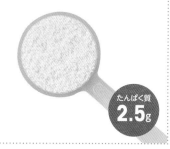
たんぱく質 **2.5**g

たんぱく質を手軽にとれる みそ汁の具

みそ汁はアレンジが自由自在。肉や魚介、大豆製品の具と野菜を組み合わせれば、
たんぱく質とうま味がアップします。定番以外にも、いろいろな組み合わせをお試しあれ。

豚肉は食べやすく切っていためます

豚ロース・脂身つき 30g
キャベツ 30g

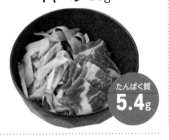

たんぱく質 **5.4g**

ひき肉をはじめにいためます

豚ひき肉 30g
大豆もやし 20g

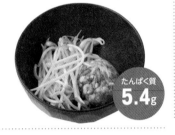

たんぱく質 **5.4g**

貝からうま味がよく出ます

アサリ・殻つき 30g
三つ葉 5g

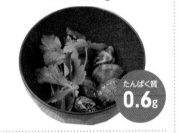

たんぱく質 **0.6g**

魚の缶詰めは汁ごとみそ汁に

サバ・水煮 30g
かいわれ菜 10g

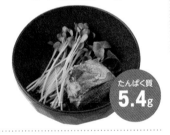

たんぱく質 **5.4g**

しょうがを足して魚の臭みをおさえます

イワシ・つみれ 3個30g
大根 20g

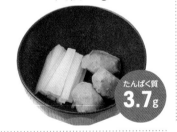

たんぱく質 **3.7g**

もめんのほうがたんぱく質量が多い

もめん豆腐 30g
わかめ もどして10g

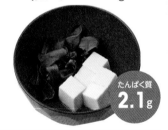

たんぱく質 **2.1g**

とろとろでのど越しがよく、食べやすい

糸引き納豆 20g
オクラ 10g **あさつき** 5g

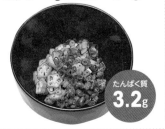

たんぱく質 **3.2g**

生揚げを油揚げにかえても

生揚げ 30g
長ねぎ 10g

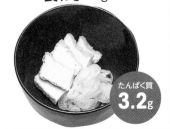

たんぱく質 **3.2g**

「にらたま」をみそ汁の具に

卵 1個
にら 15g

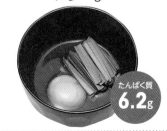

たんぱく質 **6.2g**

そもそもたんぱく質はなぜ必要なの？

たんぱく質の働きは「筋肉を作る」だけではありません。内臓や皮膚などあらゆる体のパーツはたんぱく質でできています。さらに生命を維持するさまざまな機能に関わっています。

なぜ食事からたんぱく質をとるの？

たんぱく質は体内で分解されてアミノ酸という物質になり、アミノ酸プールとして体の中に蓄えられます。アミノ酸プールからは、常に「体のさまざまな細胞の材料に使う分」と、「不要になって排泄する分」が出ていきます。一方で、「体内のたんぱく質を分解して得られたアミノ酸」と「食事から摂取したアミノ酸(たんぱく質)」が入ってきます。

アミノ酸プールのアミノ酸の量は、基本的には一定に保つようにされていて、アミノ酸プールから出ていくアミノ酸の量と、入ってくるアミノ酸の量を一定に保つ必要があります。食事から摂取されるたんぱく質量が足りなくなると、体の中のたんぱく質を分解してでも充分な量のアミノ酸を得ようとします。そのときに、筋肉のたんぱく質が分解されやすく、筋肉量が減ってしまいます。

たんぱく質はさまざまな体の成分ですが、それぞれの臓器や酵素、ホルモンなどは、たんぱく質からだけできているのではなく、ほかの栄養素も材料として必要です。また、それらを組み合わせて体を作っていくときにも、さまざまなビタミンやミネラルを必要とします。たんぱく質さえとればよいということはないので、さまざまな食品を組み合わせて食べるようにしましょう。

たんぱく質のおもな働き

1 体の構成成分になる

筋肉や内臓、血液、皮膚、毛髪、骨など、体のありとあらゆるパーツはたんぱく質でできています。

2 ホルモンや酵素、抗体の材料になる

男性ホルモン・女性ホルモンなど、体の機能を調整するホルモンや、アミラーゼなどの食べ物の消化吸収・分解・代謝を助けてくれる酵素、ウイルスや細菌から体を守る抗体もたんぱく質でできています。

3 物質の運搬や情報を伝達する

達成感や幸福感をもたらすドーパミン、心を落ち着かせるセロトニンなど、脳内で情報を運搬する神経伝達物質も必須アミノ酸から合成されています。そのため、たんぱく質の不足は睡眠や気分に影響します。

4 エネルギー源になる

たんぱく質は、炭水化物や脂質と同様に、エネルギー源となります。

「良質なたんぱく質」とはなんのこと?

　たんぱく質はアミノ酸が結合してできたものです。私たちの体は、10万種類のたんぱく質で作られていますが、その元となるアミノ酸はたったの20種類。つまり20種類のアミノ酸が組み合わせや順番、個数を変えて結合し、性質の異なるたんぱく質を構成しているのです。

　アミノ酸には、体内で充分に作ることができない「必須アミノ酸」と、体内で他のアミノ酸から作ることができる「非必須アミノ酸」があります。必須アミノ酸は9種類あり、人体で充分に作れないため、食事から摂取する必要があります。「良質なたんぱく質」や「良質たんぱく質」とは、この必須アミノ酸をバランスよく含んだものをいうのです。

　この必須アミノ酸のバランスを評価する指標の一つが、「アミノ酸スコア」です。100に近いほど良質なたんぱく質とされ、代表的な食品は肉、魚、卵、牛乳などです。大豆や米、小麦などはわずかに質が劣りますが、1つの食品ですべてのアミノ酸を充分に含む必要はありません。1回の食事に、さまざまな食品を組み合わせることで、不足するアミノ酸や栄養素を補い合うことができます。多種多様な食品からいろいろなアミノ酸や栄養素をとることにつながるため、食品が偏らないことがたいせつです。

●おもな食品のアミノ酸スコア

食品	スコア	食品	スコア
精白米	61(リジン)	アジ	100
小麦粉(薄力粉)	42(リジン)	サケ	100
大豆	100	アサリ	84(トリプトファン)
じゃが芋	73(ロイシン)	タコ	67(トリプトファン)
にんじん	59(ロイシン)	牛肉	100
ほうれん草	64(リジン)	豚肉	100
鶏卵(全卵)	100	鶏肉	100
牛乳	100		

・（　）内は最も足りないアミノ酸。
(注)1985年FAO/WHO/UNUパタン(2〜5歳)による。
参考文献:『栄養素の通になる 第5版』上西一弘著(女子栄養大学出版部)

必須アミノ酸9種
＝ 食事からの摂取が不可欠なアミノ酸

インロイシン	ロイシン
リジン	メチオニン
フェニルアラニン	トレオニン
トリプトファン	バリン
ヒスチジン	

非必須アミノ酸11種
＝ 体内で作ることができるアミノ酸

アスパラギン	アスパラギン酸
アラニン	アルギニン
システイン(シスチン)	グルタミン
グルタミン酸	グリシン
プロリン	セリン
チロシン	

よく見かける「BCAA」とはなに?

　筋肉の合成を促進したり、筋肉の分解を抑制する働きがあります。また、速やかにエネルギーになることから、運動時や運動後のエネルギー補給としても使用されています。これらのアミノ酸は、その構造から分岐鎖アミノ酸(Branched Chain Amino Acid、略してBCAA)と呼ばれます。

　BCAAの中でも特にロイシンは、筋肉の合成のスイッチを入れるアミノ酸とされています。BCAAは肉、魚、乳製品、大豆などをバランスよくとることで摂取できます。ただ、筋肉量が低下しがちな高齢者には積極的に摂取してほしいアミノ酸です。最近は、BCAAを含む食品や、ロイシンを強化した補助食品もあるのでうまく活用しましょう。

あなたはだいじょうぶ？
「フレイル」「サルコペニア」

近年、高齢者の「フレイル」が話題となっています。加齢による筋力の低下や食事量の減少による低栄養などが要因ですが、しっかりと食事をとり、適度に運動することで改善できます。

フレイル
とは

フレイルとは、65歳以上の高齢者の筋力や活動が低下した状態を指し、日本老年医学会により「加齢とともに、心身の活力（筋力や認知機能など）が低下し、要介護状態や死亡などの危険性が高くなった状態」と定義されています。健康と要介護の中間状態です。「弱さ」や「もろさ」を意味する英語のfrailtyを語源としています。

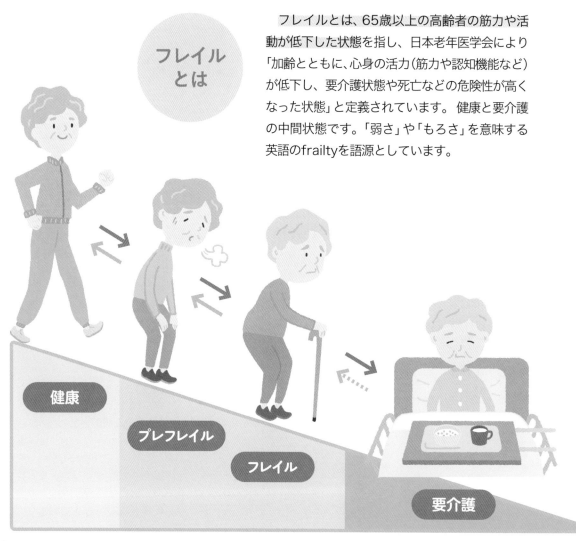

健康

プレフレイル

フレイル

要介護

フレイルの5つの徴候

　フレイルでは、おもに右の5つの徴候が見られます。これらの徴候が1〜2個見られたらプレフレイル、3個以上だとフレイルの可能性があります。食事を見なおしたり、運動や日常生活の活動を増やすなどしてみましょう。

　「低栄養」を防ぐには、食事がごはんやパンだけの主食に偏らず、主菜や副菜などのおかずをそろえることがポイントです。また、必要なたんぱく質量を意識してみましょう（4〜7ページ）。

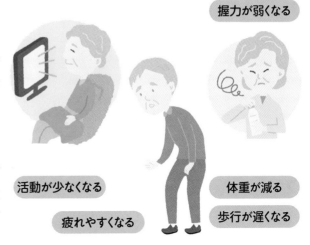

握力が弱くなる

活動が少なくなる

疲れやすくなる

体重が減る

歩行が遅くなる

サルコペニアとは？

　サルコペニアは、筋肉の量と機能の両方が低下した状態を指します。加齢等が原因となり、高齢者が寝たきりとなる要因です。①筋肉量の減少、②握力などの筋力の低下、③歩行速度など身体機能の低下を総合的に見て、診断されます。

チェックしてみよう！

　フレイルやサルコペニアの徴候である筋肉量の減少を、簡単にセルフチェックする方法があります（右）。指輪っかで、ふくらはぎを囲んでみましょう。囲めるか囲めないか、すき間ができるかどうかにより、筋肉量を簡単に評価します。

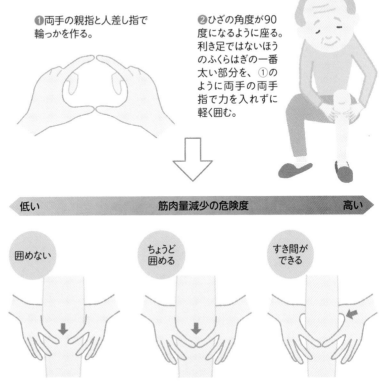

かんたん「指輪っか（ゆびわ）テスト」

❶両手の親指と人差し指で輪っかを作る。

❷ひざの角度が90度になるように座る。利き足ではないほうのふくらはぎの一番太い部分を、❶のように両手の両手指で力を入れずに軽く囲む。

低い　　　　筋肉量減少の危険度　　　　高い

囲めない

ちょうど囲める

すき間ができる

シニアのための
たんぱく質のとり方Q&A

「たんぱく質をしっかりとりたいけれど、むずかしくて…」、そんなお悩みにお答えします。

Q 高齢になると、たんぱく質を多めにとった方がよいのですか?

A 適量とればだいじょうぶ!

高齢者のたんぱく質不足が話題になっていますが、高齢だからといって多くとる必要はありません。1日に必要なたんぱく質量は、4〜5ページに記載した方法で算出しましょう。また、加齢に伴い気づかないうちに食事量が減っている可能性があるので、必要な量をきちんと摂取しているか、見直してみましょう。

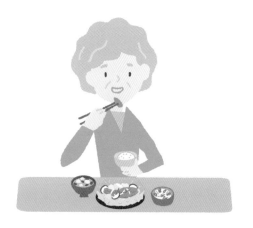

Q 肉がかたくて食べにくく感じます。どうやって食べるとよいですか?

A 部位の選び方、調理法にくふうを

薄切り肉やひき肉を選ぶとよいでしょう。かたまり肉を使うときは小さく切ったり、そぎ切りにしたりするなど、食べやすい形状になるようにくふうしましょう。また、焼くよりも、蒸す、煮るほうがやわらかく仕上がります。

ほかに次のような方法もおすすめです。

●肉に砂糖をもみ込んで、しばらくおいてから加熱する。

●ゆでた後、ゆで汁につけたまま、さます。

●片栗粉をまぶしてからゆで、冷水で冷やす。

●酵素(パイナップル、りんごなど)、発酵食品(ヨーグルト、麹など)、酸性にする食品(柑橘類、酢、ワインなど)などに浸しておき、たんぱく質分解酵素で肉をやわらかくする。肉をやわらかくする市販調味料を利用しても。

Q 少食になって、
必要なたんぱく質量が
3食だけではとれません。

A 間食をとり入れたり、
市販品を活用したりしましょう

1食で1人分を食べられないのであれば、1日の食事回数を4〜5回にしたり、間食から必要なたんぱく質量を摂取しましょう。

間食には、肉まんやプリン、チーズ、卵豆腐、小魚アーモンドなどの肉、魚、卵、乳、豆を使ったものや、どら焼きなどのあずきを使ったお菓子などのほか、たんぱく質補助食品(92〜96ページ)を利用してもよいでしょう。

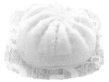
肉まん

プリン

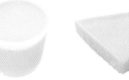
チーズ

どら焼き

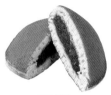
小魚アーモンド

Q お肉を食べると
胃もたれがするのですが、
どうしたらいいですか?

A 脂肪の少ない部位や
料理を選び、よく噛（か）みましょう

加齢により消化機能が低下している可能性があります。脂肪が多い食品を食べたり、歯が弱くなってよく噛めていなかったりすると、消化に時間がかかってしまい、それが胃もたれの要因になっているかもしれません。脂肪の少ない部位や食品、たとえば肉なら赤身肉や鶏胸肉、鶏ささ身など、ほかにも白身魚、卵、豆腐などを選んでください。そして、日常的によく噛むことを心がけましょう。

Q 料理するのがめんどうです。
どうしたらいいですか?

A 缶詰めや冷凍食品、レトルト食品、
市販の総菜を利用しましょう

手間がかからず食べられる缶詰めや冷凍食品、レトルト食品、市販の総菜やお弁当を利用してはどうでしょうか。いため物の素やなべの素を使ったり、カット野菜や冷凍野菜を組み合わせたりするのも便利です。多めに作って小分けにして、冷蔵・冷凍保存するのもよいでしょう。

また、外食は、いつもと違う物を食べたりするチャンスにもなります。食事中の会話は，心の栄養補給にもなります。

筋肉を効率よく増やすコツ

筋肉量の維持や増加をできるだけ、効果的に行うためには、いくつかのコツがあります。
その秘密は、「たんぱく質をとるタイミング」と「運動の刺激」です。

筋肉は毎日入れ替わる

　体の細胞は毎日入れ替わっていて、筋肉も常に合成と分解をくり返しています。筋肉の合成と分解のバランスが保たれていれば、筋肉量を維持できますが、そのバランスが崩れ、合成より分解が上まわると筋肉量が減ってきてしまいます。

　年齢を重ねると、筋肉を合成する力が弱まってきて、筋肉量は減りがちなので、若いときよりも意識して筋肉量を維持するよう心がけることがたいせつです。筋肉量が減ってくると、体を動かすことがつらくなり、疲れやすくもなるので、余計に体を動かさなくなります。体を動かさないと、筋肉への刺激が弱くなり、さらに筋肉量が減ってしまいます。また、動く量が少なくなると、エネルギーを使わないので食欲が低下し、たんぱく質の摂取量も減ってしまい、筋肉の材料が少なくなってしまうという悪循環に陥ります。

毎食とって効果的に筋量アップ！

　食事からたんぱく質をとることは、筋肉のたんぱく質合成の刺激になります。たんぱく質をとっていないときに比べて、たんぱく質をとると、とっている量に応じて、筋肉のたんぱく質合成量は増えていきます。でも、とる量が増えれば増えるほど、どこまでも筋肉のたんぱく質の合成量が増えるわけではなく、あるところで一定になります。

　その量は、若年成人で体重あたり0.3g/kg程度、高齢者では0.4g/kg程度とされています。たとえば、体重が50kgの高齢者では、0.4×50=20gです。1食でとるたんぱく質が20gでも、40gでも筋肉のたんぱく質合成量はあまり変わりませんが、10gしかとらないと筋肉のたんぱく質合成量が少なくなってしまいます。

　また、たんぱく質の補給がない時間が長くなると、アミノ酸プール(122ページ)のアミノ酸が不足してきて、筋肉のたんぱく質を分解する必要が出てきます。もっとも、効率よく筋肉のたんぱく質を合成するためには、毎回の食事で筋肉のたんぱく質合成が最大になる量のたんぱく質をとること、たんぱく質を補給する間隔をあけすぎないことがたいせつです。

運動の刺激でもっと筋量アップ!

　健康である程度の活動をしている人では、たんぱく質の摂取量を増やすことだけでも、筋肉の合成の刺激になって、筋肉量を増やすことができます。けれども、あまりにも活動量が少ない場合には、たんぱく質をとるだけでは、筋肉量を増やすことができません。

　極端な例ですが、無重力の空間で生活する宇宙飛行士は、1日に2時間程度のかなりしっかりした運動をすることで、筋肉量を維持するようにしています。地上でも寝たきりの生活をすると、充分なたんぱく質をとっていても筋肉量は少なくなります。寝転がっているよりは、座る、立つ、歩くなど、今より少しでも多く動くように心がけましょう。今よりも、より強い負荷がかかることが、筋肉を作る刺激になります。

　さらに積極的に筋肉量の維持や増加を目指すのであれば、筋力トレーニングにも挑戦してみましょう。高齢者であっても、適切な筋力トレーニングを実施すると、筋肉量を増加することができます。

運動後のたんぱく質摂取で、さらにアップ!

　「たんぱく質の摂取」と「運動」は、どちらも筋肉のたんぱく質合成を高める刺激になります。運動後に筋肉のたんぱく質合成が高まる効果は24〜48時間続くとされています。

　運動は、その刺激で筋肉のたんぱく質合成を高めるだけではありません。たんぱく質摂取による筋肉のたんぱく質合成の増え方をも大きくします。その効果は、運動の後、早い時間にたんぱく質を摂取するほど、効果が大きいとされています。そのため、少なくとも、運動をした次の食事では、しっかりとたんぱく質をとることが、筋肉のたんぱく質合成のためには、より効果的であるといえるでしょう。

運動前後におすすめの補食

　空腹での運動を避けるために、食事が充分にとれないときなどは、たんぱく質や炭水化物がとれる補食を利用するとよいでしょう。

例）

サンドイッチ	サラダチキン
おにぎり	チーズ
いなりずし	ヨーグルト
肉まん	スポーツゼリー

ほか

さくいん

14～112ページで紹介した
食品と料理を五十音別に並べています。

監修●髙田和子　吉田美代子
データ作成●スタジオ食(く)(牧野直子、徳丸美沙)
撮影●国井美奈子
　　　松園多聞　堀口隆志　川上隆二
　　　柴田好利　相木 博
ブックデザイン・イラスト●門松清香
編集協力●平山祐子
アシスタント●関 優子
校正●くすのき舎

FOOD & COOKING DATA

必要な量が効果的にとれる!

たんぱく質早わかり

2023年6月30日　初版第1刷発行

女子栄養大学出版部編

発行者　香川明夫
発行所　女子栄養大学出版部
　　　　〒170-8481　東京都豊島区駒込3-24-3
電　話　03-3918-5411(販売)
　　　　03-3918-5301(編集)
ホームページ　https://eiyo21.com/

印刷・製本　中央精版印刷株式会社
乱丁本・落丁本はお取り替えいたします。

ISBN978-4-7895-0231-3
©Kagawa Education Institute of Nutrition 2023,
Printed in Japan

監修者プロフィール

髙田和子 たかた かずこ

東京農業大学 応用生物科学部 栄養科学科 教授

博士(栄養学)、管理栄養士、健康運動指導士、日本スポーツ協会公認スポーツ栄養士。女子栄養大学栄養学研究科修士課程修了後、科学技術庁科学技術特別研究員、国立健康・栄養研究所 栄養・代謝研究部栄養ガイドライン研究室室長などを経て、2020年4月より現職。栄養生理学(特にエネルギー代謝とたんぱく質代謝)とスポーツ栄養学に関する研究に従事するとともに、スポーツ選手の栄養管理や高齢者を対象とした介護予防事業に関わっている。

吉田美代子 よしだ みよこ

龍岡栄養けあぴっと 認定栄養ケア・ステーション所長

管理栄養士、健康運動指導士、認定在宅訪問管理栄養士。1993年女子栄養大学卒業後、管理栄養士として病院、高齢者施設にて勤務。2002年よりフリーランスとして活躍。2016年(医社)龍岡会にて訪問栄養食事サポートを開始。以降、コンビニエンスストア店内において介護・栄養相談窓口の開設運営を担当するほか、医療法人、企業、行政等と連携した地域活動を行っている。